GUIDES PRATIQUES | MED-LINE

L'ECG

en poche

Pr Nicolas Lellouche
Dr Guillaume Abehsira

MED-LINE
Editions

Éditions Med-Line
127, rue Jeanne d'Arc
75013 Paris
Tél. : 09 70 77 11 48

www.med-line.fr

Achevé d'imprimer sur les presses de PRINTCORP

N° impression : 1501062-1

Imprimé en Espagne en février 2015

Dépôt légal février 2015

Les ECG ne sont pas toujours de bonne qualité mais ce sont ceux que vous aurez en stage, aux urgence et à l'ECN.

Composition et mise en pages : Anais Lailler, Meriem Rezgui.
Couverture : Anouk Sauné
photo de couverture : psdesign1_fotolia

ISBN 978-2-84678-150-3

PREFACE

L'électrocardiogramme (ECG) est un examen complémentaire, extrêmement important, qui fait quasiment partie de l'examen clinique de tout patient. C'est un examen très facile à effectuer, mais dont l'interprétation reste parfois difficile voire obscure pour certains médecins et autres professionelles de santé. Ceci vient probablement du fait qu'il n'est pas aisé de comprendre les bases électrophysiologiques de l'ECG. Néanmoins leur compréhension est fondamentale pour l'interprétation d'un tracé électrocardiographique. Cet ouvrage s'attachera à expliquer de la manière la plus précise et la plus claire possible la plupart des tracés que l'on peut rencontrer sur un électrocardiogramme.

Cet ouvrage s'adresse donc aux médecins, internes, étudiants en médecine, infirmières et élèves infirmières et à tous ceux qui sont intéressés par la compréhension de cet outil de base de la médecine quotidienne.

Professeur Nicolas LELLOUCHE

Professeur des Universités-Praticien
Hospitalier, Service de Cardiologie,
Hôpital Henri Mondor, Créteil

REMERCIEMENTS

Merci au Professeur Nicolas Lellouche de m'avoir proposé ce projet en me faisant confiance

Merci à Nathalie Elbaz pour ses commentaires très formateurs (et non trop durs !)

Merci à Fred Sebag pour mon semestre à Mondor

Merci à François pour son aide pour quelques ECG

La rythmo c'est juste un alphabet un peu différent... très différent !
Mais une fois compris, c'est juste un simple alphabet !

Guillaume ABEHSIRA

SOMMAIRE

1 - RAPPELS GENERAUX D'ELECTROPHYSIOLOGIE CARDIAQUE

Pour comprendre l'analyse d'un ECG il faut tout d'abord comprendre la physiologie électrique du cœur, c'est-à-dire comment se propage l'activité électrique au sein du muscle cardiaque.

Il faut aussi garder à l'esprit que l'activité électrique du cœur ne sert qu'à induire la principale activité du cœur, qui est sa contraction.

L'interprétation de l'ECG a aussi bénéficié du développement des techniques d'explorations électrophysiologiques endocavitaires (c'est-à-dire le recueil de l'activité électrique du cœur en positionnant des sondes à l'intérieur des cavités cardiaques) et surtout de la recherche fondamentale qui ont permis d'expliquer la plupart des anomalies rencontrées sur un ECG.

Avant de débuter l'interprétation de l'ECG proprement dite, il convient de rappeler quelques bases électrophysiologiques :

- L'activité électrique du cœur est en fait la somme de l'activité électrique de toutes les cellules myocardiques, chacune se comportant comme un dipôle électrique avec un pôle positif et un pôle négatif.
- A l'état de base, les cellules cardiaques (comme toutes les cellules de l'organisme) sont polarisées, à cause d'une répartition particulière des ions de l'organisme entre l'extérieur et l'intérieur de la cellule.

En effet, il existe plus d'ions positifs (Na^+, Ca^{2+}...) à l'extérieur qu'à l'intérieur de la cellule. (Schéma n°1)

- La dépolarisation cellulaire correspond à une entrée d'ions positifs (ou sortie d'ions négatifs) dans la cellule. Cette phase va se propager de proche en proche aux autres cellules cardiaques pour induire une contraction du muscle cardiaque (= systole).
- La repolarisation cellulaire (retour vers l'état initial) suit la dépolarisation cellulaire et correspond à une sortie d'ions positifs (ou entrée d'ions négatifs) de la cellule. Cette phase va permettre au cœur de se relâcher (= diastole) pour qu'une nouvelle dépolarisation puisse se produire et ainsi de suite.

Répartition des principaux ions de part et d'autre de la cellule

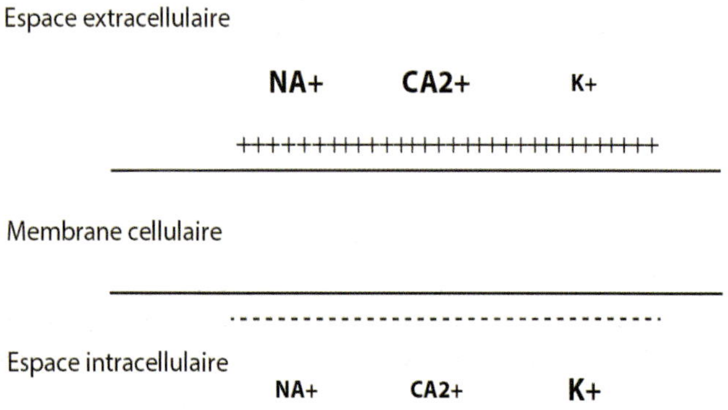

Schéma 1

Le cœur va ainsi se contracter environ 70 fois par minute (= fréquence cardiaque) ou 86.400 fois par jour ou 30.412.800 par an.

- Un autre élément fondamental de la compréhension de l'électrophysiologie cardiaque est la représentation d'un potentiel d'action d'une cellule myocardique.
- Il s'agit du courant électrique enregistré au niveau d'une cellule cardiaque, qui est généré par la dépolarisation et la repolarisation.

- Il existe 5 phases dans le PA d'une cellule cardiaque (Schéma n°2) :
  - La phase 0 → dépolarisation rapide
  - La phase 1 → petite repolarisation
  - La phase 2 → dépolarisation lente
  - La phase 3 → repolarisation principale
  - La phase 4 → dépolarisation lente spontanée

Représentation du potentiel d'action cardiaque

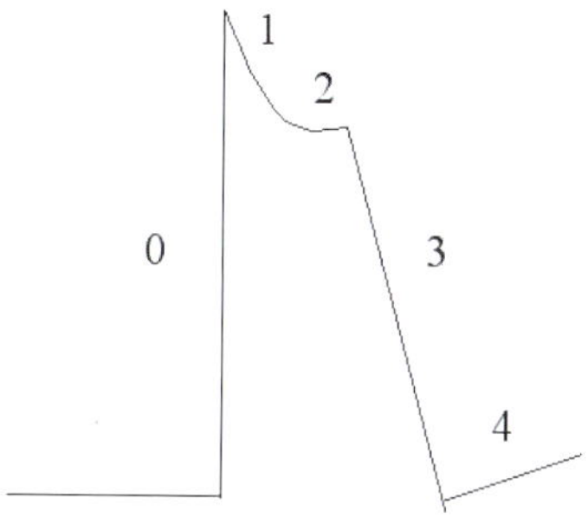

Schéma 2

C'est la phase 4 qui fait que le cœur se contracte de manière automatique, contrairement aux autres muscles striés de l'organisme chez lesquels cette phase n'existe pas (ils se contractent par la volonté).

L'influx électrique cardiaque naît au niveau du **NŒUD SINUSAL** qui se trouve à la jonction latérale entre l'oreillette droite et l'abouchement de la veine cave supérieure. Cet influx va ensuite se propager dans les 2 oreillettes, de l'oreillette droite vers l'oreillette gauche avant de se diriger vers le **NŒUD AURICULO-VENTRICULAIRE OU NŒUD D' ASCHOFF-TAWARA**, qui se trouve dans la partie basse de la cloison interauriculaire. A ce niveau, l'influx électrique transite sans dépolariser de structure cardiaque et arrive au niveau du **FAISCEAU DE HIS** qui se trouve dans la partie haute du septum interventriculaire.

Là, le faisceau de His se divise en 2 branches : la **BRANCHE DROITE** destinée au ventricule droit et la **BRANCHE GAUCHE** destinée au ventricule gauche (Cf. Schéma n°3).

La **BRANCHE GAUCHE** va se diviser en 2 hémibranches = l'**HEMIBRANCHE ANTERIEURE GAUCHE** et l'**HEMIBRANCHE POSTERIEURE GAUCHE**.

La **BRANCHE DROITE** et les 2 hémibranches gauches vont se diviser dans chacun des 2 ventricules en de nombreux petits filets nerveux pour former le **RESEAU DE PURKINJE**.

La dernière structure cardiaque à se dépolariser est l'infundibulum pulmonaire (partie haute du ventricule droit).

L'électrocardiogramme va représenter l'ensemble de ce trajet de la conduction électrique.

PROPAGATION DE L'INFLUX ELECTRIQUE A L'INTERIEUR DU CŒUR

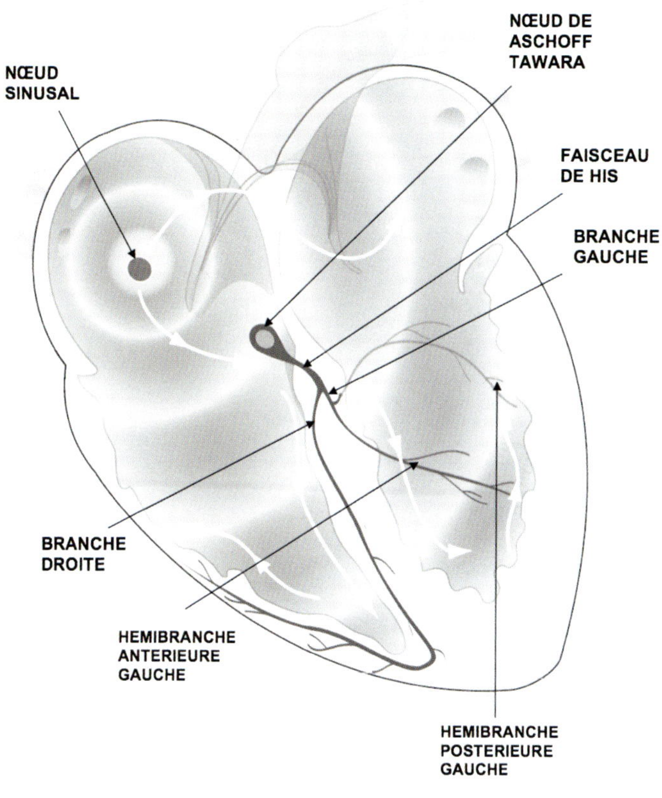

Schéma 3

2 - PRINCIPES ELECTRIQUES DE L'ELECTRO-CARDIOGRAMME

La base de l'enregistrement de l'activité électrique du cœur telle qu'elle a été précédemment décrite repose sur la loi de l'unipolaire. **Cette loi consiste dans le fait que quand un courant se dirige vers l'endroit où il est recueilli, il est enregistré comme une onde positive. Par contre s'il s'en éloigne il sera représenté par une onde négative.**

L'ECG enregistre l'activité électrique du cœur qui est intracardiaque, à la surface de l'organisme (donc de manière assez éloignée).

Pour avoir une idée complète de cette activité électrique, il est impératif de l'enregistrer à différents endroits du thorax de manière à étudier toutes les faces anatomiques du cœur.

Il existe donc une disposition tout à fait précise des électrodes externes pour enregistrer un ECG.

On distingue 2 types d'électrodes :

1. Les électrodes périphériques (appelées D) qui sont placées sur les 4 membres et qui explorent le plan frontal du cœur.
2. Les électrodes précordiales (appelées V) qui sont placées sur le thorax du patient pour explorer le plan transversal du cœur.

Le positionnement exact des électrodes est le suivant (Schéma 4 et 5) :

Pour les dérivations standard :

- Une électrode sur le membre supérieur droit
- Une électrode sur le membre supérieur gauche
- Une électrode sur le membre inférieur droit
- Une électrode sur le membre inférieur gauche

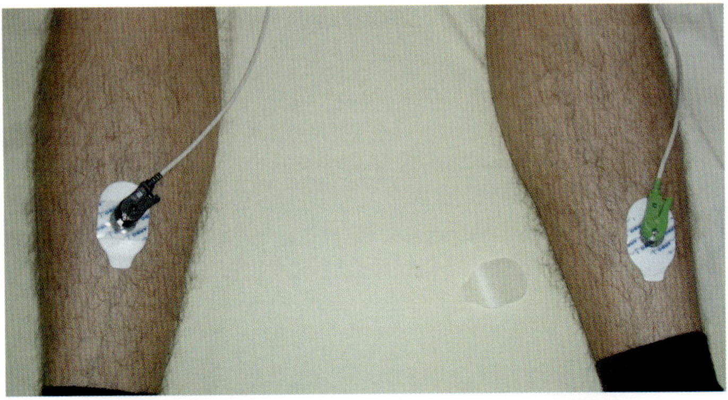

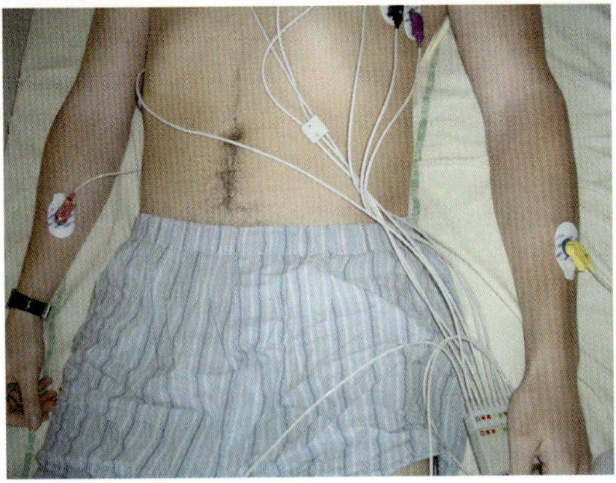

Schéma 4

Ces 4 électrodes permettent de former 6 dérivations :

1-Dérivations bipolaires :

- D1 entre le membre supérieur droit et gauche
- D2 entre le membre supérieur droit et le membre inférieur droit
- D3 entre le membre supérieur gauche et le membre inférieur gauche

2-Dérivations unipolaires :

- VR (right) entre le cœur et le bras droit
- VL (left) entre le cœur et le bras gauche
- VF (foot) entre le cœur et les membres inférieurs

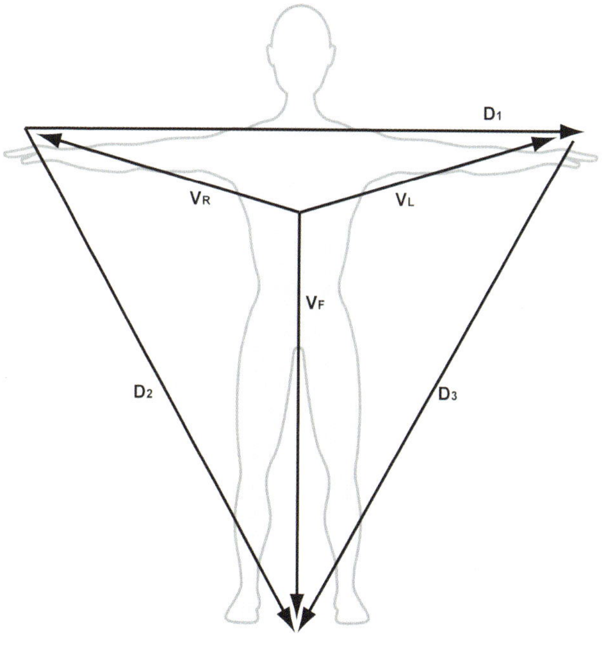

Schéma 5

On place également des électrodes précordiales (Schéma 6) :

- V1 : 4ème espace intercostal en parasternal droit
- V2 : 4ème espace intercostal en parasternal gauche
- V3 : 5ème côte à gauche de V2
- V4 : 5ème espace intercostal gauche (sous-mammaire gauche)
- V5 : 5ème espace intercostal gauche à gauche de V4
- V6 : 5ème espace intercostal gauche à gauche de V5
- V7 : 5ème espace intercostal gauche à gauche de V6 (au niveau du creux axillaire)
- V8 : 5ème espace intercostal gauche à gauche de V7
- V9 : 5ème espace intercostal gauche à gauche de V8
- V3R (right = droit) : symétrique de V3 à droite
- V4R (right = droit) : symétrique de V4 à droite

A noter : un moyen simple pour placer correctement les électrodes précordiales est de se repérer par rapport à l'angle sternal (Angle de Louis) et sous cet angle il s'agit du 2ème espace intercostal. On suit ensuite les espaces intercostaux jusqu'au 4ème et 5ème espace.

Il n'est possible d'enregistrer sur un seul tracé que 10 électrodes, soit 12 dérivations.

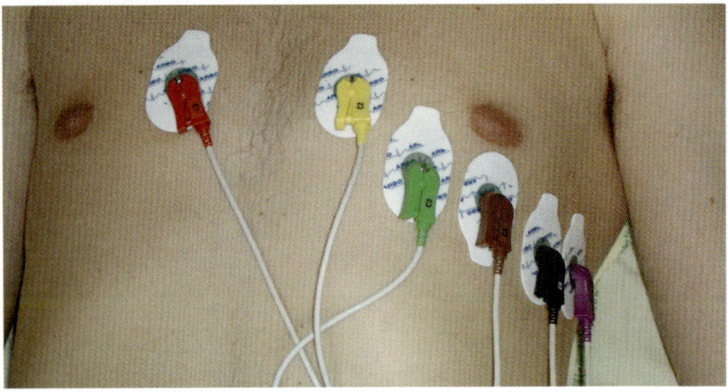

Schéma 6

Sur le plan anatomique (Schéma 7) :

Ces 15 électrodes permettent d'enregistrer l'activité électrique du cœur sous tous ses angles.

Localisation	Dérivations
Ventricule droit	V3R, V4R, VR, V1, V2
Paroi antérieure du VG	V1, V2, V3
Apex du VG	V4
Paroi latérale basse du VG	V5, V6
Paroi latérale haute du VG	D1, VL
Paroi inférieure du VG	D2, D3, VF
Paroi postérieure (ou basale) du VG	V7, V8, V9

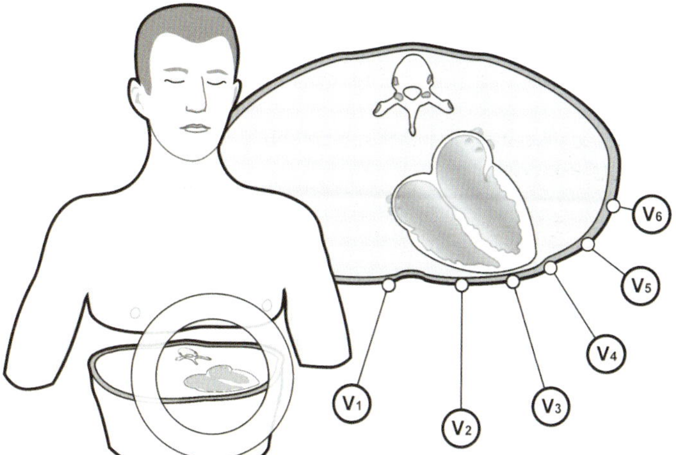

Schéma 7

3 - REALISATION PRATIQUE D'UN ECG

Pour réaliser un ECG il faut allonger le patient sur le plan horizontal.

Après avoir dénudé le torse et les quatre membres, les électrodes sont placées comme cela a déjà été précisé (Cf. Schéma 4, 5 et 6).

Les électrodes sont reliées aux patchs. L'emplacement des dérivations précordiales est indiqué sur chacune des pinces (V1, V2, ..., V6). Pour les dérivations frontales :

- La pince rouge → membre supérieur droit.
- La pince noire → membre inférieur droit.

Moyen mnémotechnique = « Le Rouge et le Noir »

- La pince jaune → membre supérieur gauche.
- La pince verte → membre inférieur gauche.

Moyen mnémotechnique = Le Soleil (= le jaune) se lève sur la Prairie (= le vert)

L'appareil d'enregistrement est allumé, avec mise en activité du **filtre**, qui améliore la qualité de l 'enregistrement.

Le calibrage de l'appareil, qui est en général préréglé, doit être vérifié (Schéma 8) :

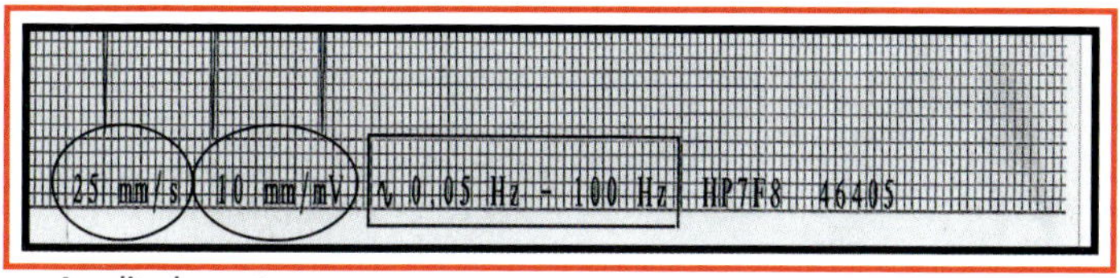

Amplitude *Vitesse*

Schéma 8

L'amplitude en hauteur du signal doit être de 0.1 mV pour 1 mm (1 petit carreau en hauteur).

La **vitesse** de défilement doit être réglée à 25 mm/s, ce qui correspond à 1 petit carreau en largeur = 0.04 seconde et 1 grand carreau = 5 petits carreaux = 0.2 seconde.

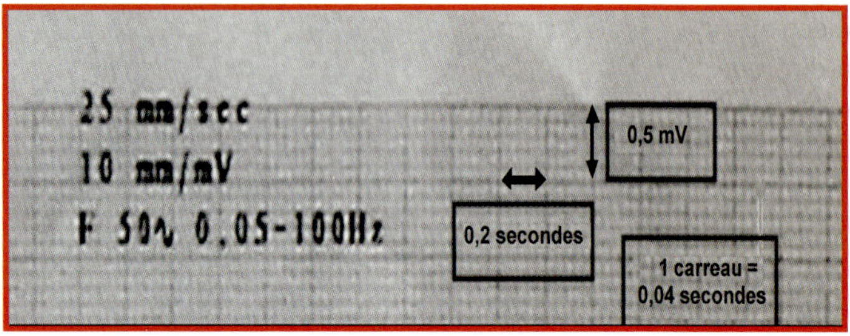

Schéma 9

Puis il faut appuyer sur le bouton d'enregistrement automatique qui permet d'obtenir un ECG standard 12 dérivations.

Il est aussi possible d'enregistrer un ECG sur le mode manuel, qui permet d'enregistrer seulement quelques dérivations choisies (D2, D3, VF par exemple).

4 - ECG NORMAL

DESCRIPTION D'UN CYCLE CARDIAQUE

Comme nous l'avons déjà vu, l'enregistrement électrocardiographique est fondé sur la loi de l'unipolaire, c'est-à-dire que quand un courant électrique se dirige vers l'électrode celui-ci est enregistré en positif et s'il s'en éloigne il sera enregistré en négatif.

L'influx électrique normal naît du nœud sinusal et se propage de l'oreillette droite vers l'oreillette gauche pour dépolariser les 2 oreillettes (cf. chapitre précédent).

- Comme l'influx se propage de la droite vers la gauche on enregistrera en dérivations gauches une onde positive appelée l'**onde P** (schéma 10).

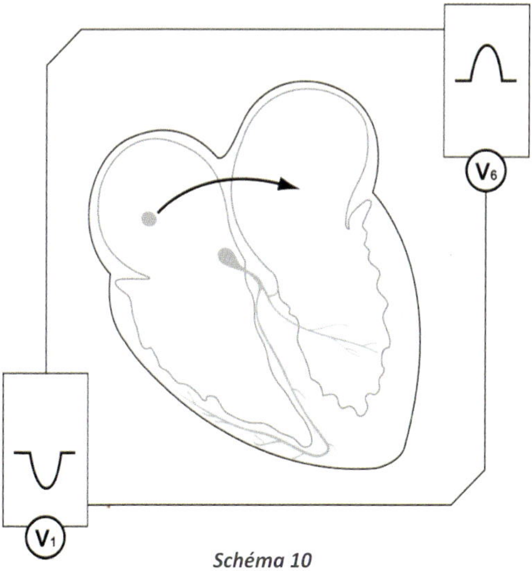

Schéma 10

L'onde P d'origine sinusale est négative (ou biphasique) en dérivation droite (V1, VR) car elle va de la droite vers la gauche et positive en dérivation inférieure (D2, D3, Vf) car elle part du haut de l'oreillette droite. A noter que d'une manière générale l'activité atriale est le mieux vue dans ces dérivations V1, D2, D3, Vf.

L'influx électrique arrive ensuite au niveau du nœud auriculo-ventriculaire puis du faisceau de His où aucune structure cardiaque n'est dépolarisée. **Il existe donc un espace isoélectrique appelé espace PQ ou PR.**

Puis le faisceau de His se divise en 2 branches au niveau de la partie haute du septum interventriculaire. La dépolarisation des ventricules débute par la dépolarisation du septum interventriculaire, qui se fait de la gauche vers la droite. On enregistrera donc en dérivation gauche une petite onde négative et en dérivation droite une petite onde positive.

Par définition pour la dépolarisation des ventricules :

- La première onde négative est appelée onde Q
- La première onde positive est appelée onde R
- La deuxième onde négative est appelée onde S
- La deuxième onde positive (si elle existe) est appelée onde R'

L'onde est écrite en minuscule si elle est petite et en majuscule si elle est ample (q, Q, r, R, S, s).

Pour la **dépolarisation du septum interventriculaire** on aura donc une onde q en dérivation gauche et une onde r en dérivation droite (Schéma 11).

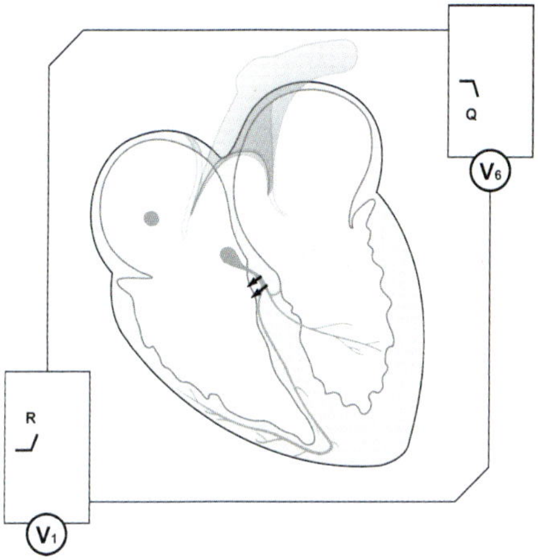

Schéma 11

Puis les 2 ventricules se dépolarisent et c'est le ventricule gauche, qui est le plus important en taille, qui donne l'axe global de dépolarisation du cœur, qui est en bas et à gauche. On enregistrera donc en dérivation gauche une grande onde R et dans les dérivations droites une grande onde S (schéma n°12).

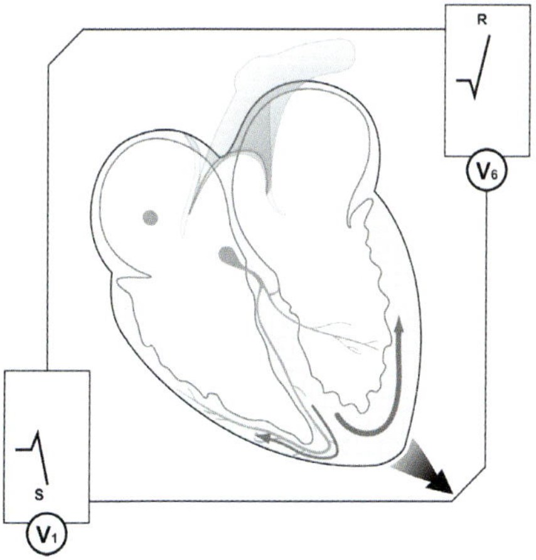

Schéma 12

Le dernier endroit du cœur à être dépolarisé est l'infundibulum pulmonaire (partie haute du ventricule droit). En dérivation gauche on enregistrera une petite onde négative appelée onde s et en dérivation droite on enregistrera une petite onde positive que l'on ne voit quasiment jamais sur l'ECG (schéma 13).

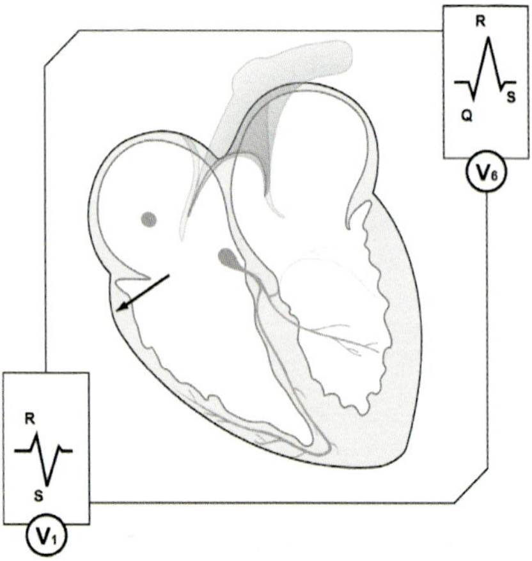

Schéma 13

A ce moment du cycle cardiaque les oreillettes et les ventricules sont dépolarisés. Mais pour qu'une nouvelle dépolarisation réapparaisse, il faut que le cœur se repolarise. **La repolarisation des oreillettes n'est pas visible sur l'ECG de surface et se déroule pendant l'intervalle PQ**.

L'axe électrique global de dépolarisation des ventricules se situe en bas et à gauche. L'axe de repolarisation devrait donc être inversé = en haut et à droite. Toutefois la repolarisation correspond au moment du cycle cardiaque où le cœur se remplit de sang (diastole). La pression due à l'afflux de sang dans les ventricules va inverser l'axe de la repolarisation qui va donc être identique à celui de la dépolarisation, c'est-à-dire positif dans toutes les dérivations sauf VR, V3R, V4R et V1. **Cette onde s'appelle l'onde T.**

Nous avons donc décrit un cycle cardiaque complet qui est composé de P, PR, QRS, ST et T (schéma 14).

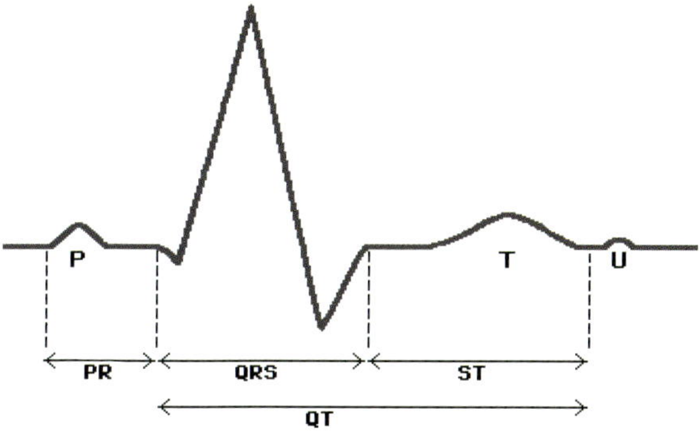

Schéma 14

Les valeurs normales de ces intervalles sont :

Intervalle, Onde	Normale
P	< 0,12 sec
PR	0,12 – 0,2 sec
QRS	< 0,08 sec
QT	0,3 – 0,45 sec

5 - PLAN D'INTERPRETATION D'UN ECG

Un ECG doit toujours être interprété dans le même ordre, afin de ne pas passer à côté d'un trouble du rythme, de conduction ou d'une autre anomalie. L'analyse systématique doit se faire selon l'ordre du cycle cardiaque.

1. La fréquence et rythme
2. L'axe du cœur
3. L'onde P
4. L'espace PR
5. Le complexe QRS
6. Les ondes Q
7. Le segment ST
8. Le segment QT
9. L'onde T
10. L'onde U

6 - LA FREQUENCE CARDIAQUE

La fréquence normale du cœur est : 50 – 100 / minute.

Elle est dépendante du nœud sinusal qui joue le rôle de pacemaker.

Estimation rapide de la fréquence cardiaque :

- Si la vitesse de l'ECG est de 25 mm/s : compter le nombre de grands carreaux séparant deux complexes QRS et diviser 300 par ce chiffre.

3 carreaux → fréquence de 300 / 3 = 100/mn

On peut ainsi calculer facilement les fréquences 300, 150, 100, 75, 60, 50 / minute.

Pour améliorer la précision, on peut calculer le nombre moyen de carreaux sur plusieurs complexes QRS.

On parle de bradycardie pour des fréquences < 50/min
On parle de tachycardie pour des fréquences > 100/min

Si l'activité du nœud sinusal est défaillante, un autre pacemaker cardiaque peut prendre le relais, mais toujours avec une fréquence inférieure :

Echappement	Fréquence
Auriculaire	50-80 / min
Jonctionnel	35-50 / min
Ventriculaire	20-35 / min

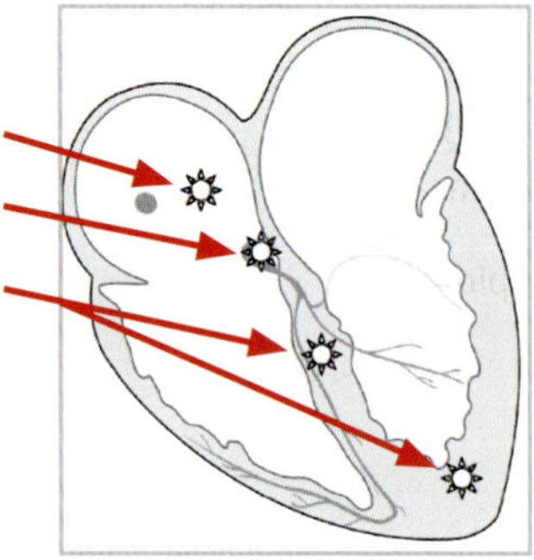

Schéma 15

Plus l'échappement est bas situé, plus le rythme est lent.

- Pour les foyers auriculaires et jonctionnels, les QRS vont être fins car l'influx électrique passe par le faisceau de His.
- Pour les foyers ventriculaires, plus le foyer sera proche du faisceau de His, plus les QRS seront peu élargis.

Les anomalies du rythme cardiaque peuvent être :

- Une bradycardie
- Une tachycardie
- Une irrégularité

PRINCIPALES CAUSES DE BRADYCARDIES :

- Bradycardie sinusale
- Dysfonction sinusale
- Bloc auriculo-ventriculaire (2ème ou 3ème degré)

PRINCIPALES CAUSES DE TACHYCARDIES :

A complexes QRS fins :

- Tachycardie sinusale
- Tachycardie atriale
- Flutter auriculaire
- Fibrillation auriculaire
- Tachycardie jonctionnelle

A complexes QRS élargis :

- Les 5 causes précédentes si un trouble de conduction existe également (bloc de branche préexistant ou fonctionnel, syndrome de pré-excitation)
- Tachycardie ventriculaire
- Rythme idioventriculaire accéléré

PRINCIPALES CAUSES DE FREQUENCES IRREGULIERES :

- Fibrillation auriculaire
- Arythmie sinusale
- Wandering Pacemaker
- Extrasystoles (auriculaire, ventriculaire ou jonctionnelle)

Il existe normalement une variation physiologique de la fréquence cardiaque avec la respiration : baisse avec l'expiration et augmentation avec l'inspiration. On parle **d'arythmie respiratoire**. Les valeurs restent comprises entre 80 et 100 /min et le PR est constant. Elle est rare après 40 ans.

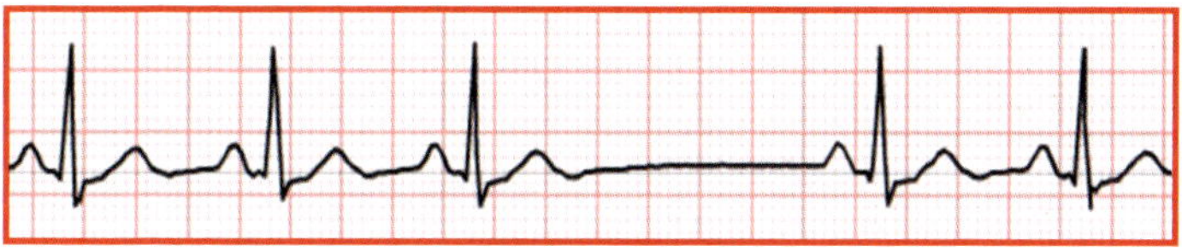

Arythmie sinusale :
Fréquence ≈ 90 /min, irrégulière,
Onde P avant les QRS, positive en DII, QRS fins

7 - LE RYTHME CARDIAQUE

Normalement, le rythme est sinusal :

- Fréquence de repos entre **50 et 100 / min**
- Déterminée par le nœud sinusal → **onde P positive en DII**
- **Rythme régulier**

BRADYCARDIES

1. BRADYCARDIE SINUSALE

Elle correspond à un ralentissement du rythme sinusal inférieur à 50/min.

L'influx venant du nœud sinusal → onde P positive en DII.

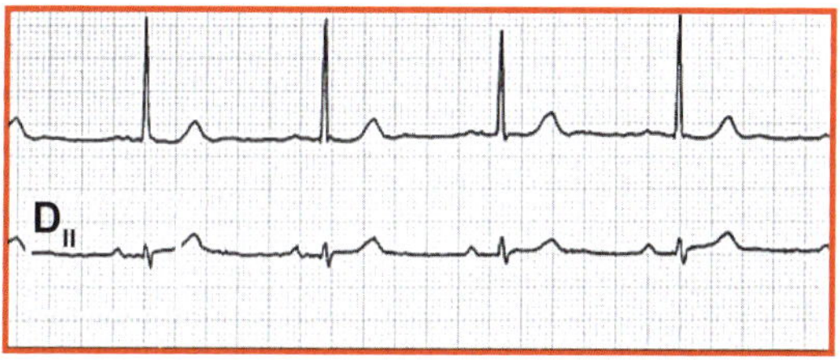

Elle est rarement < 40/min → évoquer une autre cause de bloc de conduction.

2. PARALYSIE SINUSALE ET BLOC SINO AURICULAIRE (BSA)

La paralysie sinusale correspond à un blocage direct et complet du nœud sinusal. Le bloc sino-auriculaire correspond à un trouble de conduction entre le nœud sinusal et le tissu auriculaire. En pratique, il est impossible de faire la différence entre ces 2 anomalies sur l'ECG de surface.

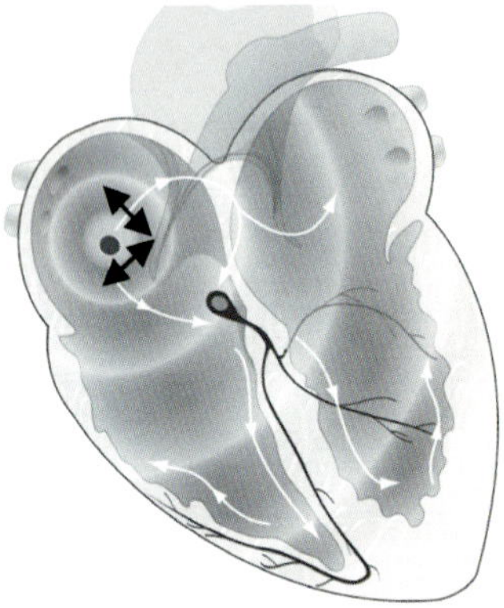

Schéma 16

On distingue 3 types de BSA :

Type 1 : Allongement de la conduction sino-auriculaire = pas d'anomalie à l'ECG de surface (*l'onde P représente la dépolarisation des oreillettes et non la décharge du nœud sinusal).*

Type 2 : Blocage complet et intermittent de la conduction sino-auriculaire. Cela se traduit à l'ECG par l'absence, de manière intermittente, d'une onde P. Soit cette absence est isolée et alors l'intervalle RR avec l'onde p bloquée est un multiple de l'intervalle RR de base.

Soit l'onde p est bloquée de manière fixe (par exemple tous les 3 complexes QRS) et il y a une onde p bloquée = BSA 3/1. S'il existe un BSA 2/1 il est impossible de faire la différence avec une bradycardie sinusale (mais pour les fréquences basses < 35/min il s'agit souvent d'un BSA).

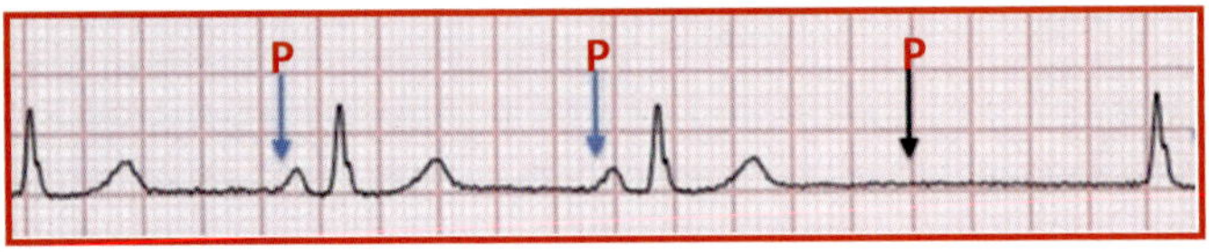

BSA type 2 avec pause sinusale et échappement jonctionnel

La différence avec une bradycardie sinusale peut être faite sur un tracé long, si on voit apparaître une onde P suivie de son QRS au milieu de deux complexes exactement à l'endroit prévu.

Type 3 : Blocage complet et permanent de la conduction sino-auriculaire → échappement jonctionnel. On observe une absence d'onde p avec des QRS qui prennent leur origine au niveau du nœud auriculo-ventriculaire. La fréquence cardiaque est entre 35 et 45/min. Les complexes QRS restent fins puisque l'échappement se fait au-dessus des branches de division du faisceau de His.

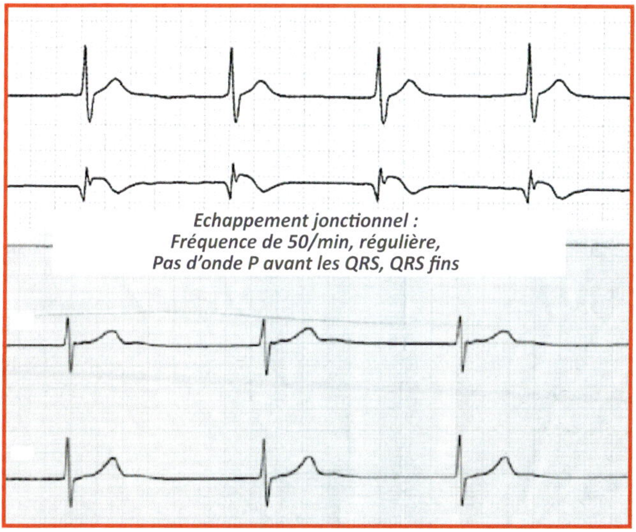

Echappement jonctionnel :
Fréquence de 50/min, régulière,
Pas d'onde P avant les QRS, QRS fins

NB : Certains patients alternent des troubles de la conduction sinusale avec des troubles du rythme supra-ventriculaire (fibrillation ou flutter auriculaire). On appelle cette alternance la maladie du sinus ou maladie de l'oreillette.

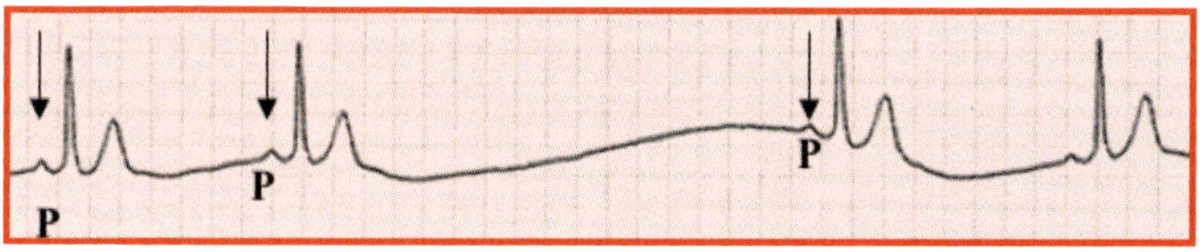

Pause sinusale : dans le cadre d'une maladie du sinus
Fréquence régulière,
Onde P avant les QRS, pause, reprise sinusale, QRS fins

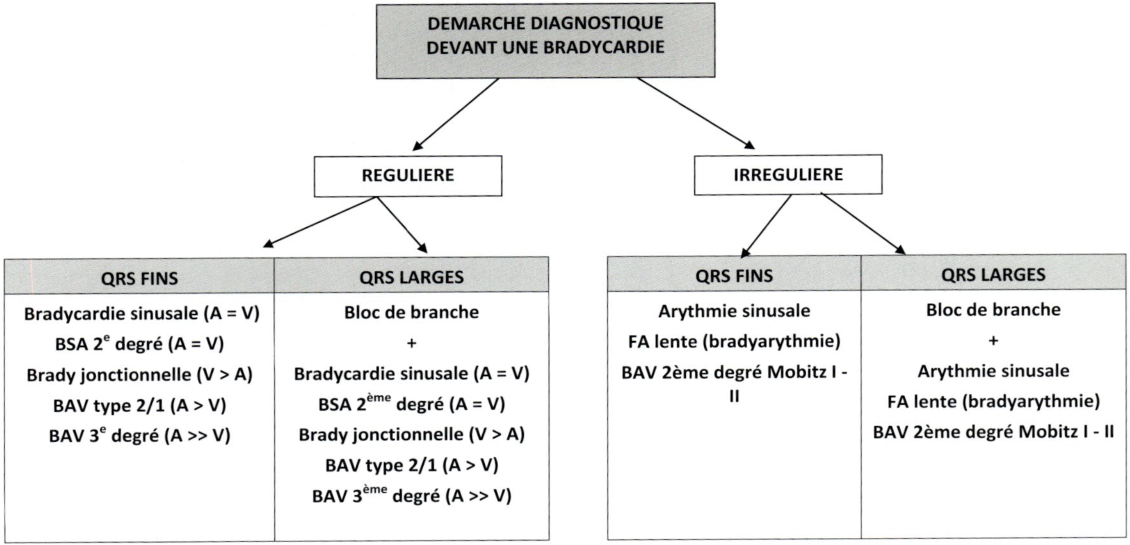

NB : *Si FA +BAV_3 = FA régulière+++*

TACHYCARDIES

1. TACHYCARDIE SINUSALE

Il s'agit d'une accélération de la fréquence cardiaque, avec à l'ECG un rythme sinusal > 100/min.

Les principales causes de tachycardie sinusale sont :

- le stress, l'exercice,
- la fièvre, l'hyperthyroïdie,
- l'anémie
- l'embolie pulmonaire (signe le plus constant). Elle s'explique dans cette pathologie d'une part par la diminution de l'oxygène de l'organisme (hypoxie), liée à l'embolie pulmonaire, et d'autre part par la dilatation de l'oreillette droite, qui entraîne une tachycardie sinusale réflexe (le nœud sinusal se trouve au niveau de l'oreillette droite). Par le même mécanisme que la tachycardie sinusale, l'oreillette peut développer tous les troubles du rythme supra-ventriculaires possibles : flutter auriculaire, fibrillation auriculaire ou tachycardie atriale.

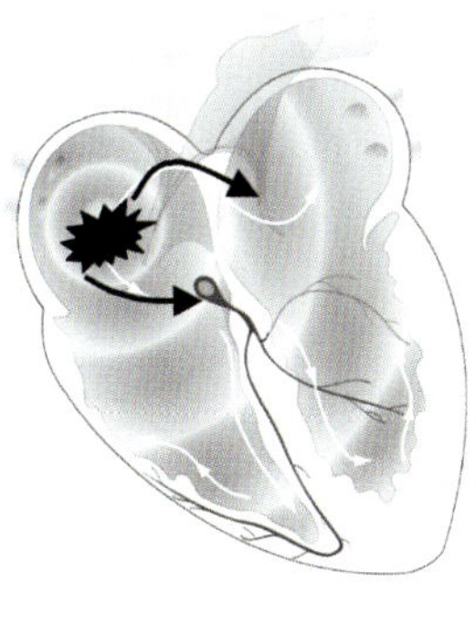

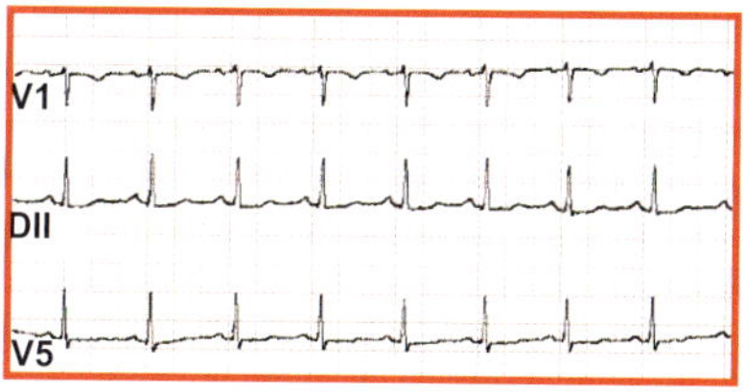

Tachycardie sinusale :
Fréquence ≈ 100/min, régulière, Onde P positive en DII, QRS fins

Schéma 17

2. TACHYCARDIE ATRIALE (ANCIENNEMENT APPELEE TACHYSYSTOLIE AURICULAIRE)

Elle est secondaire à un unique foyer d'automatisme auriculaire qui coiffe le nœud sinusal en déchargeant plus vite que lui.

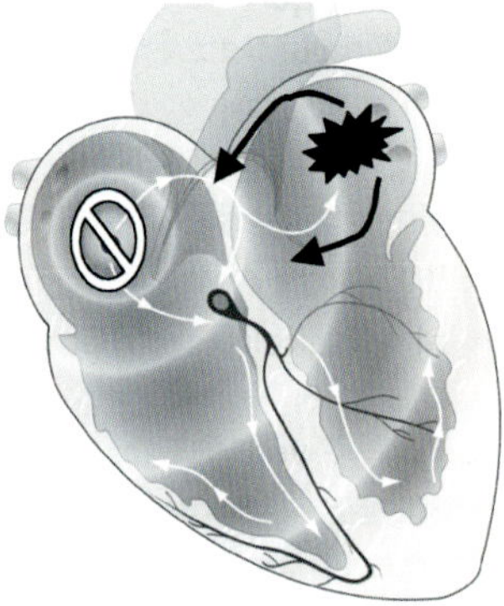

Schéma 18

A l'ECG on retrouve une tachycardie régulière à QRS fins (idem flutter), avec une activité auriculaire organisée et visible, dont la morphologie est différente de celle de l'onde p sinusale.

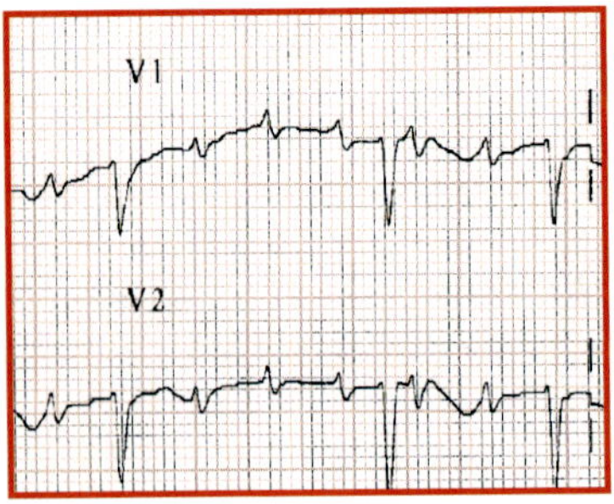

Tachycardie atriale :
Fréquence > 100/min, irrégulière,
Onde P pointues, battant > 150/min
QRS fins, ici la conduction entre les oreillettes et les ventricules est variable

Les ondes P sont pointues avec retour à la ligne isoélectrique (contrairement au flutter).

La fréquence cardiaque est en général comprise entre 150 et 250/min.

La cadence ventriculaire est fonction de la transmission aux ventricules (2/1, 3/1...).

3. FLUTTER AURICULAIRE

Il s'agit d'une tachycardie d'origine atriale caractérisée par :

Un foyer unique, ectopique (le plus souvent au niveau de l'oreillette droite) déchargeant plus vite que le nœud sinusal. Contrairement à la tachycardie atriale au cours du flutter il existe un circuit de macro-réentrée tournant sans cesse au niveau de l'oreillette droite (descendant le long de la paroi de l'oreillette droite et remontant le long du septum interatrial) à une fréquence de 300/min en moyenne. **Dans ce cas il n'y a pas de retour à la ligne isolélectrique.**

Vu la vitesse (300/min) à laquelle arrivent les influx électriques à l'étage atrio-ventriculaire, un bloc de conduction 2/1 (ou plus) est fréquent → la fréquence ventriculaire dépend de ce bloc de conduction : 150/min (bloc 2/1), 100/min (3/1) et parfois 75/min (4/1).

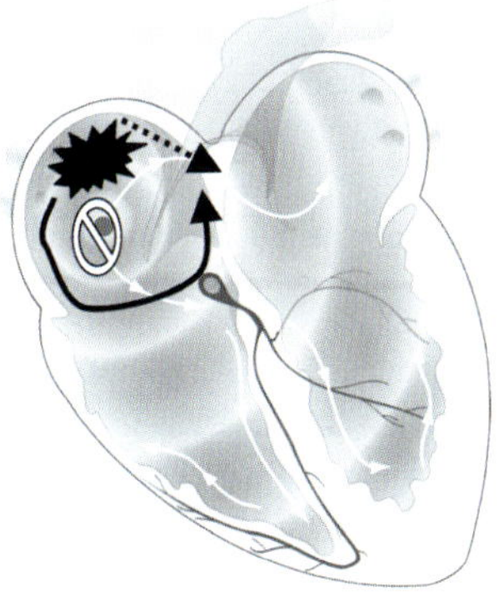

Schéma 19

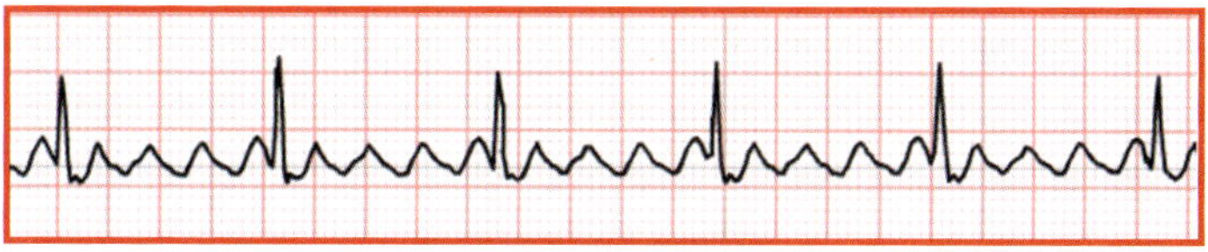

Flutter auriculaire :
Fréquence des ondes P à 300/min, régulière, ondes P en toit d'usine (ondes F), sans retour à la ligne isoélectrique.
QRS fins, conduction ventriculaire en 4/1

La tachycardie est :

- **régulière**, sauf en cas de bloc de conduction variable (tantôt 2/1, tantôt 3/1 ou autre), mais les espaces RR ont toujours un dénominateur commun (à la différence d'une fibrillation auriculaire)
- à QRS fins, sauf en cas de bloc de branche sous-jacent (fonctionnel ou organique) ou d'une pré-excitation ventriculaire (syndrome de Wolff-Parkinson-White)

Le diagnostic de flutter est porté sur l'aspect très évocateur des auriculogrammes (appelés ondes F) :

- rapides à 250-320 /min (300 en moyenne)
- comprenant une alternance de phases descendantes et ascendantes (en toit d'usine ou en dents de scie) sans jamais de retour à la ligne iso-électrique
- à prédominance de négativité en DII-DIII-aVF et positivité en V1 (ce type de polarité est très évocateur de flutter de l'oreillette droite)

Cet aspect des auriculogrammes est parfois difficile à distinguer d'une fibrillation auriculaire à grosses mailles ou d'une tachycardie atriale (automatisme atrial sans mouvement circulaire de réentrée) qui présente classiquement un retour à la ligne électrique entre deux potentiels atriaux.

D'une manière générale, toute tachycardie à QRS fins régulière à 150/min est un flutter jusqu'à preuve du contraire.

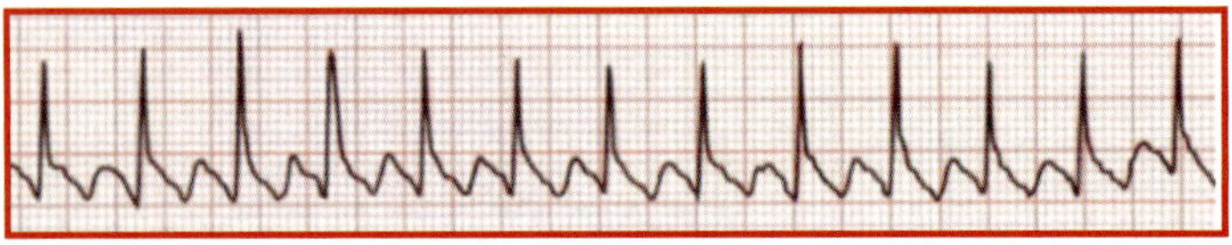

Flutter auriculaire :
Fréquence des ondes P à 300/min, régulière, ondes P en toit d'usine (ondes F), sans retour à la ligne iso-électrique.
QRS fins, conduction ventriculaire en 2/1 → fréquence ventriculaire de 150/min

4. FIBRILLATION AURICULAIRE

Elle correspond à une activité électrique auriculaire complètement désorganisée et très rapide (400-600/min). De nombreux foyers ectopiques déchargent en même temps. Les QRS sont fins, car l'influx passe par le faisceau de His, mais seuls quelques influx sont conduits → QRS irréguliers.

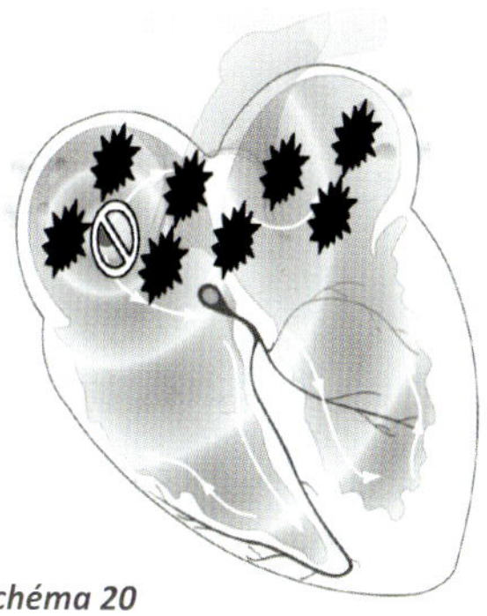

Schéma 20

Le diagnostic est facile dans la forme habituelle : la FA est quasiment la seule cause de tachycardie irrégulière à QRS fins.

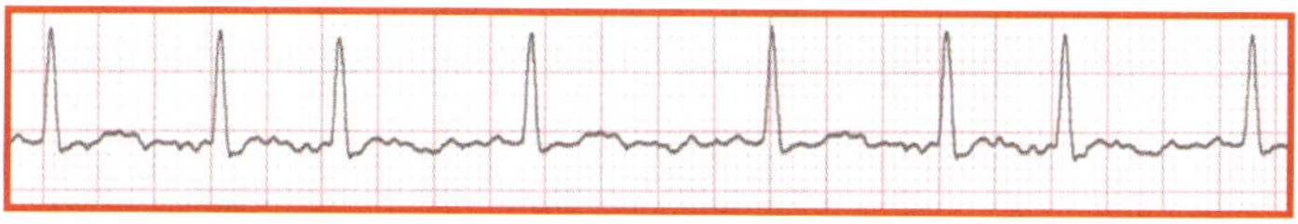

Fibrillation auriculaire :
Tachycardie ≈ 100/min, irrégulière. Pas d'onde P visible, trémulation de la ligne de base QRS fins

Le diagnostic est plus difficile dans des cas rares associant FA et BAV III (bradycardie régulière → mais on ne distingue pas d'onde P), ou FA et bloc de branche (tachycardie irrégulière à QRS larges).

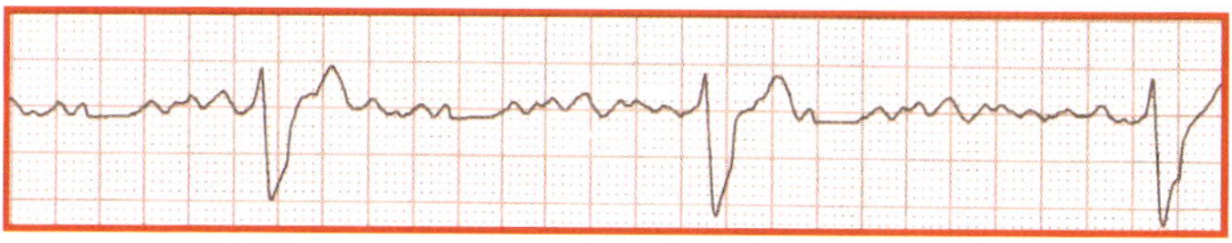

Fibrillation auriculaire + BAV complet :
Bradychardie à 30/min, régulière
Pas d'onde P visible, trémulation de la ligne de base
QRS large correspondant à un échappement ventriculaire

Activité auriculaire :

- Absence d'activité auriculaire organisée (absence d'ondes P sinusales)
- Trémulation polymorphe de la ligne de base, très rapide (400-600/min)
- D'amplitude variable («grosses mailles», petites mailles», voire très aplatie et indécelable)
- Mieux vue en D_{II}, D_{III}, aVF et V1

Activité ventriculaire :

- Rythme irrégulier : il n'y a pas 2 espaces RR égaux. Rythme pseudo-régulier dans les FA avec conduction ventriculaire très rapide (il est impossible dans ce cas de voir les variations de l'intervalle RR à l'œil).
- Rythme ventriculaire rapide à 120-180/min sauf en cas de traitement bradycardisant ou de trouble conductif auriculo-ventriculaire (diagnostic difficile lorsqu'il existe un BAV III : la FA prend l'aspect d'une bradycardie régulière et seul l'aspect des auriculogrammes permet de faire le diagnostic). Il est à noter que les FA chroniques anciennes ont souvent une FC < 100/min (même sans traitement bradycardisant).

Les QRS sont fins sauf dans 3 situations :

- Bloc de branche organique (permanent),
- Bloc de branche fonctionnel (tachycardie dépendant) intermittent le plus souvent,
- Voie accessoire auriculo-ventriculaire (faisceau de Kent) avec pré-excitation ventriculaire.

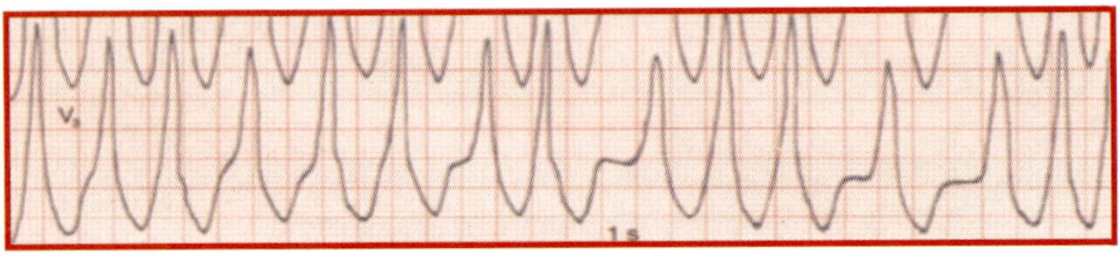

Fibrillation auriculaire + WPW :
Tachycardie ≈ 280/min, irrégulière
Pas d'onde P visible. QRS larges, onde d
Les QRS ont une largeur différente contrairement à un bloc de branche avec aspect d'accordéon secondaire à la fusion variable entre la descente par le NAV et le faisceau accessoire

5. TACHYCARDIE TOUCHANT LE NŒUD AURICULO-VENTRICULAIRE (NAV)

Autrement appelée maladie de Bouveret mais à tort. Bouveret avait décrit la présence de crises de tachycardie paroxystique chez des patients jeunes mais ne pouvait préjuger du type de tachycardie puisque l'ECG n'existait pas à son époque.

- Les tachycardies jonctionnelles correspondent à des tachycardies dont l'origine n'est ni dans le ventricule ni dans l'oreillette.
- Elles englobent en fait 2 types de tachycardie : les tachycardies par réentrée intranodale et les tachycardies utilisant un faisceau accessoire (le plus souvent un faisceau de KENT).

Sur le plan électrophysiologique :

Les tachycardies par réentrée intranodale (les plus fréquentes) utilisent pour descendre la voie lente du NAV, et pour remonter la voie rapide du NAV (Schéma 21).

Les tachycardies utilisant un faisceau de Kent descendent par le NAV et remontent par la voie accessoire = tachycardie orthodromique (Schéma 22).

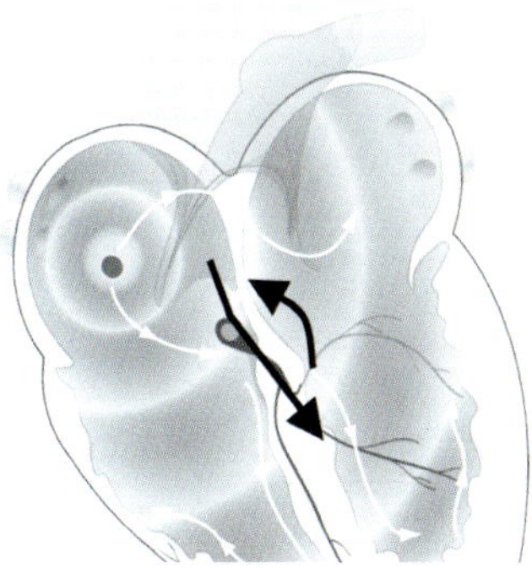

Schéma 21

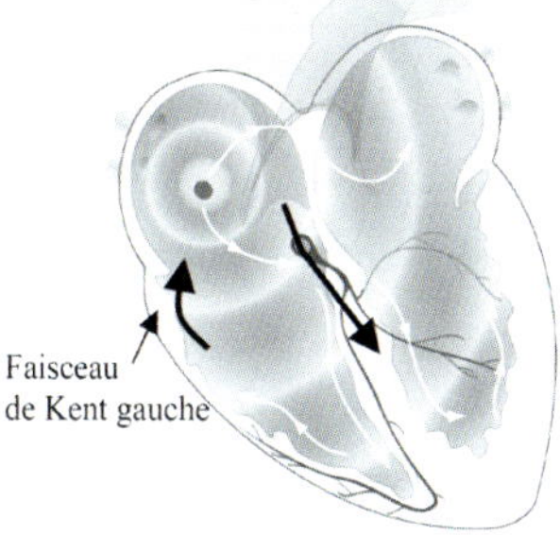

Schéma 22

L'ECG retrouve classiquement une tachycardie régulière à QRS fins dont la fréquence est entre 150 et 250/min avec autant d'ondes p que de QRS (les ondes p sont souvent difficiles à individualiser)

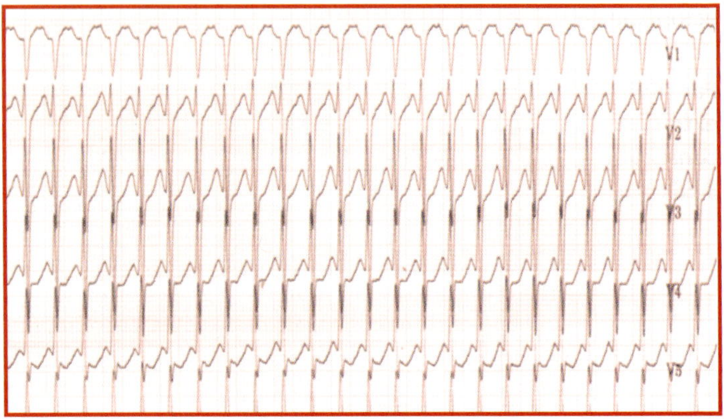

Tachycardie jonctionnelle par réentrée :
Tachycardie ≈ 175/min, régulière
Pas d'onde P visible, QRS fins

Devant ce type d'ECG on peut évoquer une réentrée intranodale ou une tachycardie orthodromique utilisant un faisceau de Kent. Un signe ECG peut aider à différencier ces 2 mécanismes → Lorsque l'onde p rétrograde est très proche du QRS on peut penser qu'il s'agit d'une réentrée intranodale (l'influx provenant du NAV est proche des oreillettes). En fait souvent cette onde p rétrograde n'est pas visible dans les réentrées intranodales.

Au contraire, lorsqu'il s'agit d'une tachycardie orthodromique sur faisceau accessoire rétrograde, l'onde p rétrograde est éloignée du QRS (l'influx va des ventricules vers les oreillettes et donc le chemin est plus long).

En pratique si on ne voit pas d'onde p il s'agit d'une réentrée intranodale, sinon il s'agit d'une tachycardie orthodromique sur voie accessoire.

6. TACHYCARDIE VENTRICULAIRE

Il s'agit d'un rythme ventriculaire ectopique rapide.

Par définition il s'agit de 4 extrasystoles ventriculaires consécutives (2 ESV = doublet, 3 ESV = triplet)

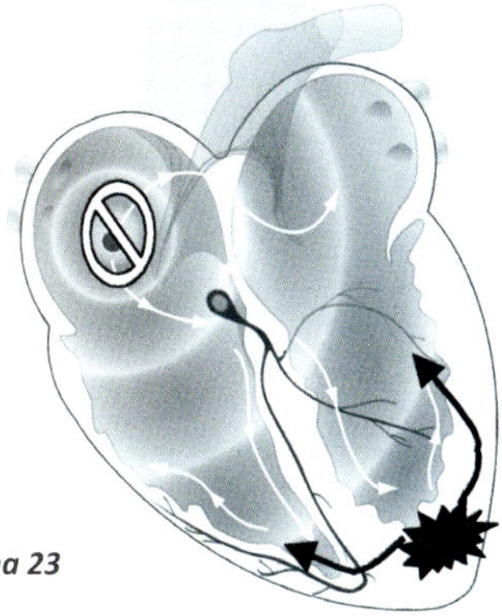

Schéma 23

Les caractéristiques ECG sont :

- Tachycardie à complexes larges
- Avec dissociation auriculo-ventriculaire : les ondes P sont régulières à leur rythme, les ventricules sont réguliers à un rythme indépendant, plus rapide.

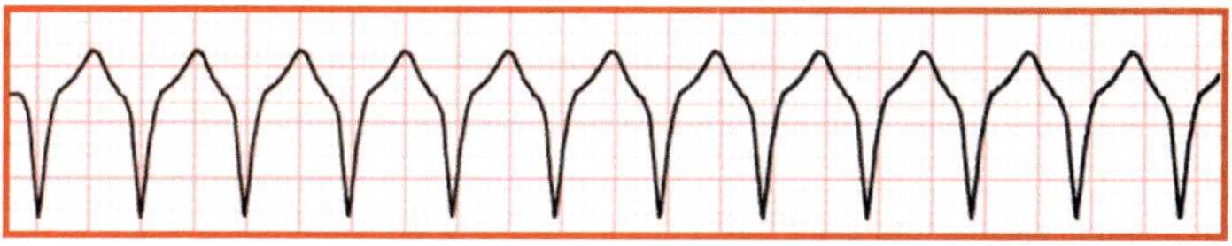

Tachycardie monophorme : Tachycardie, régulière, 260/min
Pas d'onde P, QRS larges

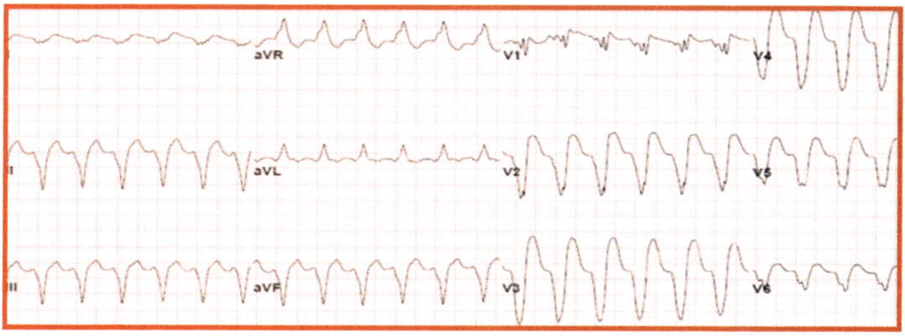

Tachycardie ventriculaire :
Tachycardie ≈ 130/min, régulière
Pas d'onde P visible, QRS élargis

On parle de tachycardie ventriculaire lorsqu'il existe > 3 complexes ventriculaires qui se suivent et si la fréquence est >120/min.

Les principales causes de TV sont :

- Infarctus aigu
- Séquelle d'infarctus du myocarde
- Cardiomyopathie dilatée, hypertrophique
- Myocardite

Elle peut être **monomorphe** (avec le même type de complexes ventriculaires) ou **polymorphe**.

Une tachycardie ventriculaire peut être **soutenue** c'est-à-dire durer plus de 30 s ou non soutenue et s'arrêter spontanément avant 30 s.

Du fait de la tachycardie, il est souvent impossible de visualiser les ondes P, et donc **le diagnostic différentiel avec une *tachycardie supra-ventriculaire avec bloc de branche* (fonctionnel ou non) est parfois difficile**.

On s'aidera alors des signes suivants :

- Une tachycardie ventriculaire est très régulière.
- La présence de *complexes de capture* (c'est-à-dire présence d'un complexe fin précédé d'une onde P = « capture « du ventricule par l'oreillette) → *Le nœud sinusal continue de décharger pendant la TV. Si un influx provenant du nœud sinusal passe par le NAV, on observe l'onde P et un QRS fin.*
- La présence de complexes de *fusion* (fusion entre un complexe fin d'origine supra-ventriculaire et d'un complexe ventriculaire donnant une morphologie intermédiaire).

Dans les deux cas, l'axe des complexes de fusion et de capture doit être différent de celui des QRS provenant du foyer ectopique ventriculaire. **Ces complexes prouvent l'existence d'une dissociation auriculo-ventriculaire.**

L'injection intraveineuse de Striadyne (ATP), en bloquant transitoirement la conduction auriculo-ventriculaire, permet de visualiser l'activité auriculaire rapide dans les tachycardies supra-ventriculaires, elle arrête en général les tachycardies jonctionnelles par réentrée (Bouveret) et elle n'a le plus souvent aucune action sur la tachycardie ventriculaire.

7. RYTHME IDIOVENTRICULAIRE ACCELERE

C'est une forme lente de TV. Les complexes QRS sont élargis et la fréquence ventriculaire est inférieure à 120/min. Sur ces rythmes ventriculaires plus lents, il est généralement plus facile de mettre en évidence la dissociation auriculo-ventriculaire

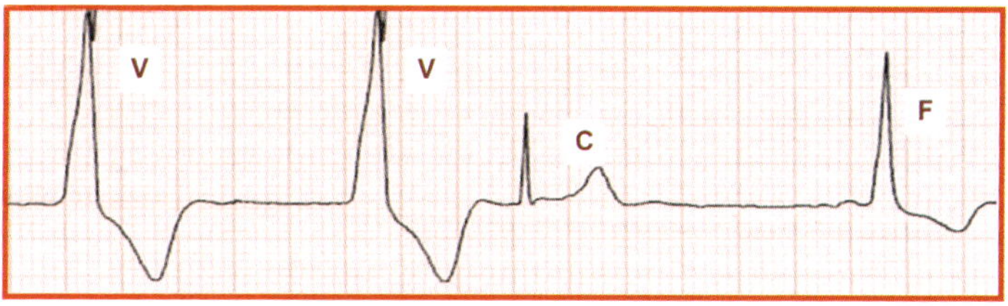

Rythme idioventriculaire accéléré :
Fréquence de 75/min, QRS élargis
Présence de complexes de capture

Il est principalement secondaire à une reperfusion coronarienne au cours d'un infarctus aiguë du myocarde (angioplastie pour IDM), la zone infarcie se comportant alors comme un foyer ectopique. C'est un facteur de bon pronostic.

8. FIBRILLATION VENTRICULAIRE

Elle correspond à des décharges multiples provenant de plusieurs foyers ectopiques ventriculaires.

La fréquence est d'environ 350 – 450/min.

Ces décharges multiples provoquent de petites dépolarisations dans chaque partie des ventricules sans aucune efficacité hémodynamique.

La pompe cardiaque ne fonctionne donc plus.

C'est une des causes d'arrêt cardio-respiratoire et c'est une urgence vitale.

Le tracé ECG est chaotique, sans onde identifiable.

Il est très irrégulier. L'amplitude des déflexions va diminuer avec le temps jusqu'à la mort du patient en l'absence de réanimation.

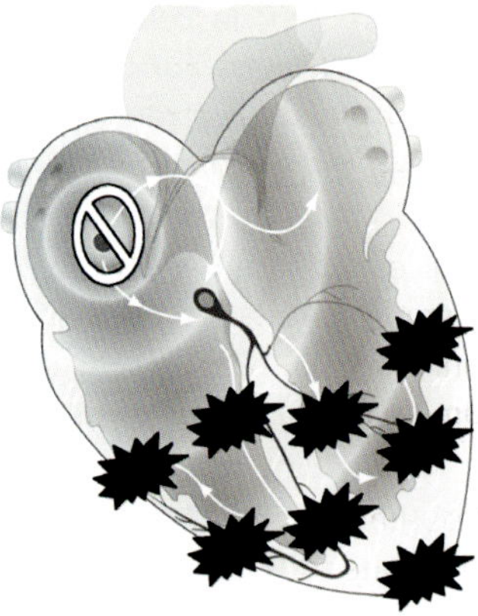

Schéma 24

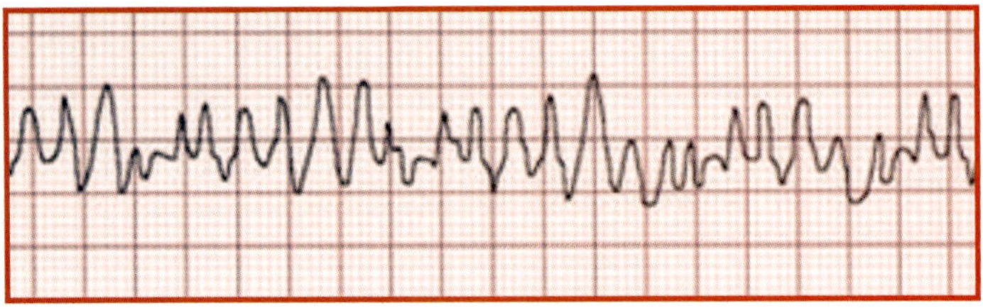

Fibrillation ventriculaire :
Rythme irrégulier, pas d'onde identifiable

9. TORSADE DE POINTE

La torsade de pointe est classée dans les tachycardies ventriculaires polymorphes. Elle est favorisée par les circonstances qui allongent l'intervalle QT (cf. p.117).

L'ECG est caractéristique et retrouve une tachycardie ventriculaire polymorphe avec des complexes QRS qui changent d'axe, ce qui donne un aspect de torsion autour de la ligne isoélectrique (d'où le nom de torsade de pointe).

C'est une urgence vitale car une fibrillation ventriculaire peut suivre une torsade de pointe.

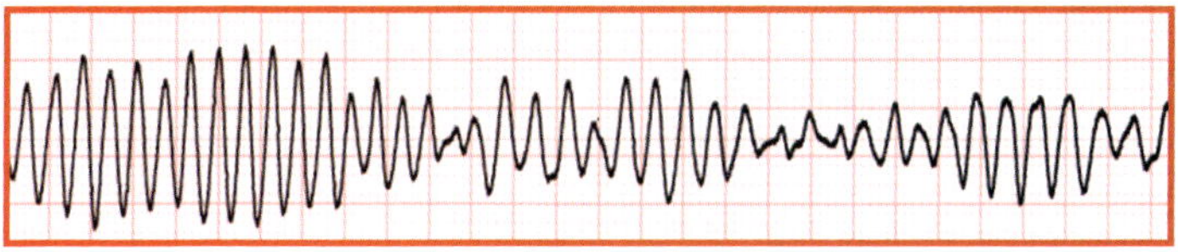

Torsade de pointe :
Tachycardie ≈ 300/min, irrégulière
Pas d'onde P visible, QRS élargis,
Variation de l'axe des complexes QRS

DEMARCHE DIAGNOSTIQUE DEVANT UNE TACHYCARDIE

Irrégulière QRS larges ou fins

→ **Fibrillation auriculaire**

Régulière QRS fins

→ **TSV**

1 – Sinusale
FC variable dans le temps
Etiologie qui oriente (anémie…)

2 - Atriale

a - Flutter
Oreillettes à 250-320
Aspect toit d'usine / dent de scie
Jamais iso-électriques
Conduction AV 2/1 ou plus

b - TSA
Oreillettes à 150-250
Morphologie # ondes P
Avec retour à la ligne iso-électrique
Conduction AV 2/1 ou plus

3 - Jonctionnelle

a - Réentrée intranodale
Oreillettes rétrogrades P' proche du QRS ou dedans
Avec espace P'R court
Relation AV 1/1
Tracé normal en rythme sinusal

b - Réentrée sur voie accessoire (avec descente par le NAV)
Oreillettes rétrogrades P' après QRS
Avec espace P'R long
Relation AV 1/1
+/- onde delta en rythme sinusal

Régulière QRS larges

→ **TSV**
Sinusale
Atriale
Jonctionnelle
(réentrée sur voie accessoire avec descente par le Kent)
+
BB fonctionnel ou organique donnant des QRS larges

OU TV ?
Dissociation AV
Capture – Fusion
QRS différents d'un BB «normal»
- Durée > 140 ms
- Axe < - 30° (gauche)
- Tous + ou tous – de V1 à V6

→ Manœuvres vagales
Test à la striadyne
Enregistrement œsophagien
Enregistrement endocavitaire

Les manœuvres vagales et la striadyne
Ralentissent la fréquence ventriculaire dans une tachycardie sinusale ou atriale
Arrêtent une tachycardie jonctionnelle
Sont sans effet sur une tachvcardie ventriculaire

RYTHMES IRREGULIERS

La fibrillation auriculaire a été développée dans les tachycardies. Le wandering pacemaker sera développé dans le chapitre sur les ondes P. L'arythmie sinusale est détaillée page 35.

1. EXTRASYSTOLES AURICULAIRES (ESA)

Il s'agit d'une dépolarisation prématurée naissant au niveau d'une oreillette. Un foyer ectopique auriculaire décharge → onde P de morphologie différente suivie d'un QRS fin.

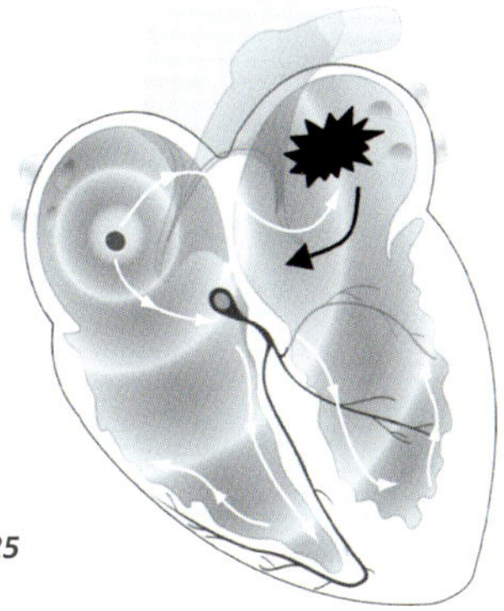

Schéma 25

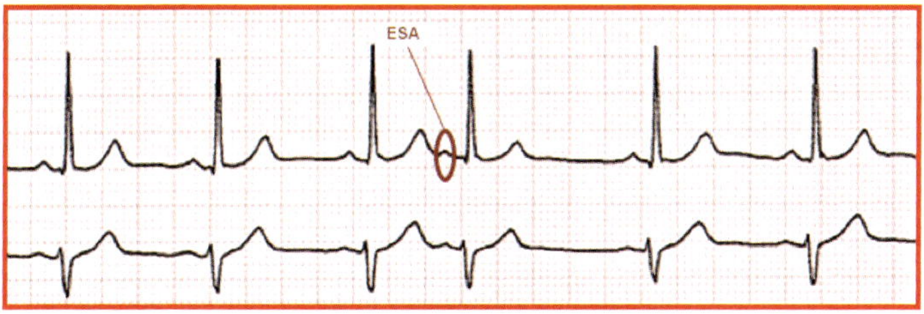

Extrasystole auriculaire :
Fréquence ≈ 75/min, irrégulière,
Onde P avant les QRS, QRS fins
4ème complexes QRS secondaire à une ESA

L'électrocardiogramme retrouve :

- Onde de dépolarisation auriculaire, en général de morphologie différente des ondes p sinusales, prématurée (c'est-à-dire que l'intervalle P-ESA est plus court que l'intervalle P-P normal), souvent suivie d'un repos compensateur, parfois ressentie par le patient.

- QRS fins de même morphologie que les QRS spontanés. Toutefois, lorsque l'extrasystole est très prématurée, on peut observer un QRS large correspondant à un bloc de branche fonctionnel (aberration).

On parle de ***bigéminisme*** lorsqu'il y a 1 ESA pour un complexe normal, de ***trigéminisme*** lorsqu'il y a 1 ESA pour deux complexes normaux, etc.

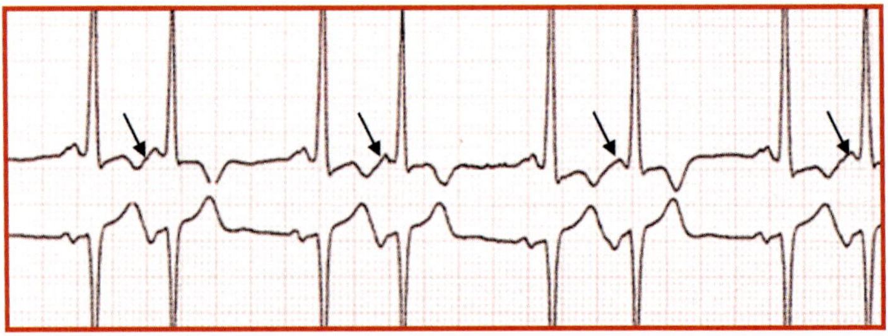

Bigéminisme auriculaire :
Fréquence irrégulière,
1 ESA pour 1 complexe QRS normal
(On voit mieux la morphologie différente de l'onde P sur la dérivation du bas)

On évalue leur **activité répétitive** = DOUBLET (2 ESA de suite), TRIPLET (3)...

On évalue leur **caractère monomorphe** (= Toutes les ondes de dépolarisation auriculaires (onde p') ont la même morphologie électrique) ou **polymorphe** (plusieurs morphologies → plusieurs foyers).

Enfin il est possible d'essayer de **localiser la région** des oreillettes d'où partent ces ESA. On regarde la morphologie des ondes p' dans les différentes dérivations de l'ECG. Par exemple si l'onde p' est négative en D1, l'ESA naît probablement de l'oreillette gauche (loi de l'unipolaire).

- PIEGE : si les ESA sont très prématurées elles peuvent ne pas conduire jusqu'aux ventricules (le nœud auriculo-ventriculaire étant encore en période réfractaire) = ESA bloquées. Dans certains cas on peut croire qu'il s'agit d'un BAV 2 mobitz 2 (onde p bloquée). Si le patient présente des ESA bigéminées bloquées on peut confondre à l'ECG avec un BAV 2/1. Le diagnostic est corrigé car l'intervalle PP dans les BAV 2 mobitz 2 est constant alors que s'il s'agit d'ESA bloquées l'intervalle PP' est toujours inférieur à l'intervalle P'P.

2. EXTRASYSTOLE VENTRICULAIRE (ESV)

Il s'agit d'une dépolarisation prématurée naissant d'un ventricule.

Les QRS sont élargis car l'influx part d'un ventricule jusqu'à l'autre. Il n'y a pas d'onde P et l'ESV est suivie d'une période réfractaire.

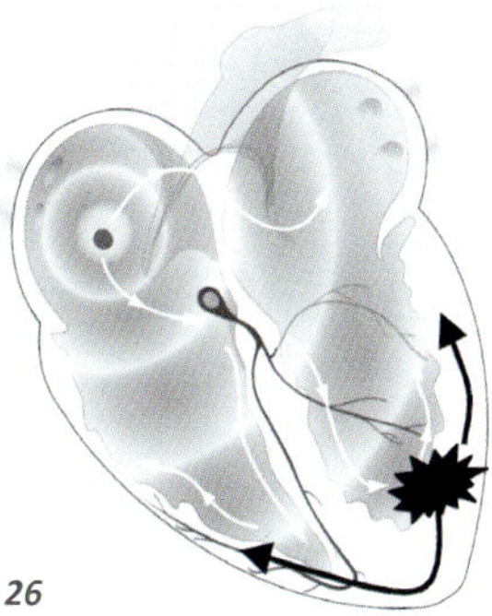

Schéma 26

L'ECG retrouve :

- QRS LARGE, PREMATURE (c'est-à-dire que l'intervalle R-ESV est plus court que l'intervalle R-R normal), souvent suivi d'un repos compensateur, parfois ressenti par le patient.
- On recherche une activité répétitive (idem ESA) : Bigéminisme : 1 ESV pour un complexe normal (ECG n°26), Trigéminisme : 1 ESV pour deux complexes normaux...
- DOUBLET (2 ESV de suite), TRIPLET (3)
- MONOMORPHE ou POLYMORPHE

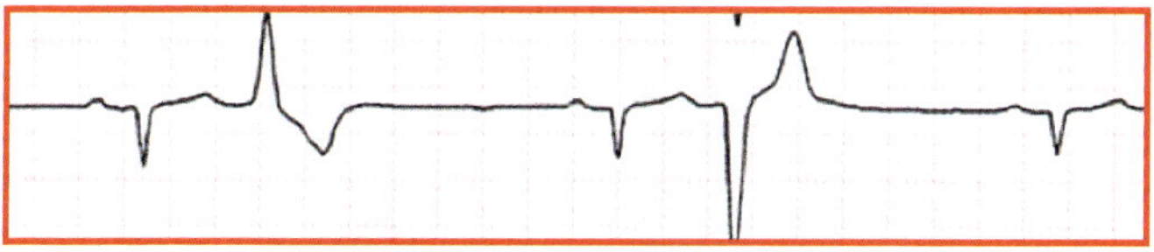

Extrasystoles ventriculaires polymorphes :
Fréquence irrégulière,
Onde P avant les QRS, QRS fins suivi d'une ESV.
Les deux ESV ont une morphologie différente -> deux foyers ectopiques ventriculaires

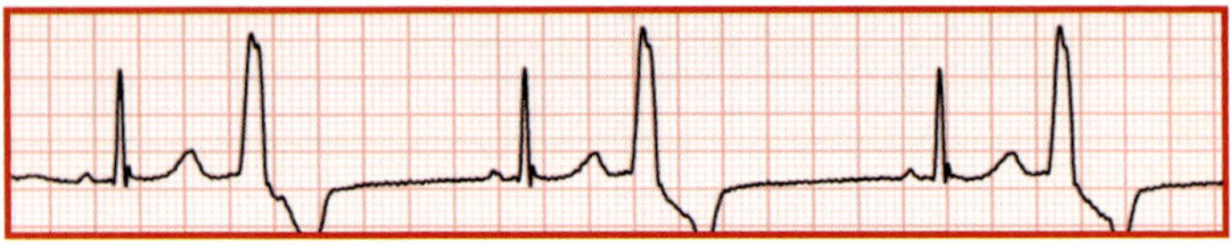

Bigéminisme ventriculaire monomorphe :
Fréquence ventriculaire irrégulière,
Onde P avant les QRS, positive en DII,
QRS fins suivis par une ESV monomorphe

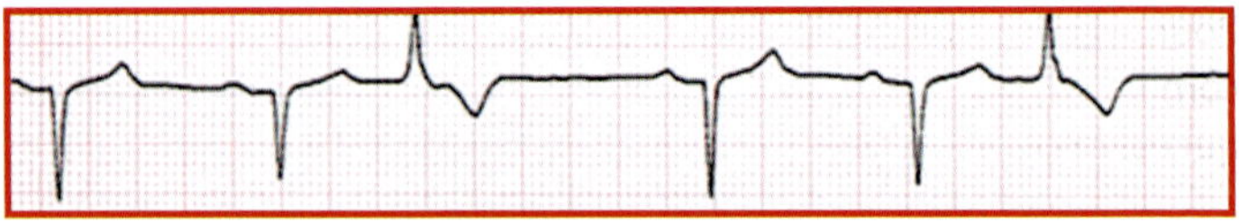

Trigéminisme ventriculaire :
Fréquence irrégulière,
Onde P avant les QRS, positive en DII, QRS fins suivis tous les deux QRS par une ESV monomorphe.

3. EXTRASYSTOLE JONCTIONNELLE

Elles naissent d'un foyer à proximité du NAV. Elles se traduisent donc par un QRS fin sans onde P de survenue précoce.

Contrairement aux ESV, l'influx peut remonter vers les oreillettes (*conduction rétrograde)* et provoquer la présence d'une onde P inversée dans le QRS ou juste après le QRS.

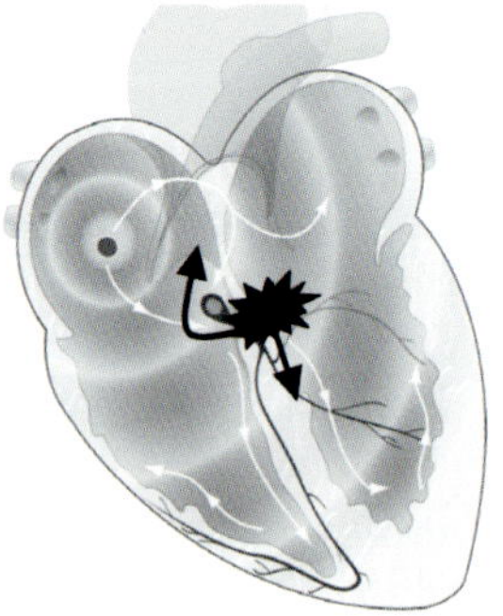

Schéma 27

Parfois ces extrasystoles sont bloquées vers l'oreillette mais aussi le ventricule. Cela peut alors donner un aspect de bloc sinusal ou auriculo-ventriculaire. Seule l'exploration endocavitaire peut confirmer ce diagnostic.

8 - L'AXE CARDIAQUE

L'axe global du cœur est dirigé en bas et à gauche. Toutefois il est possible de calculer précisément l'angle formé par l'axe cardiaque avec l'horizontale.

Pour cela il faut représenter sur un cercle les 6 dérivations frontales, comme elles sont disposées sur le patient avec un centre du cercle qui est le cœur. (schéma 28, 29 et 30)

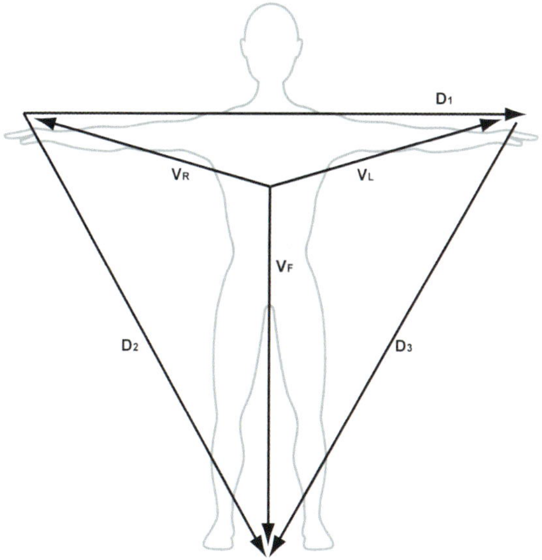

Schéma 28

AXE CARDIAQUE

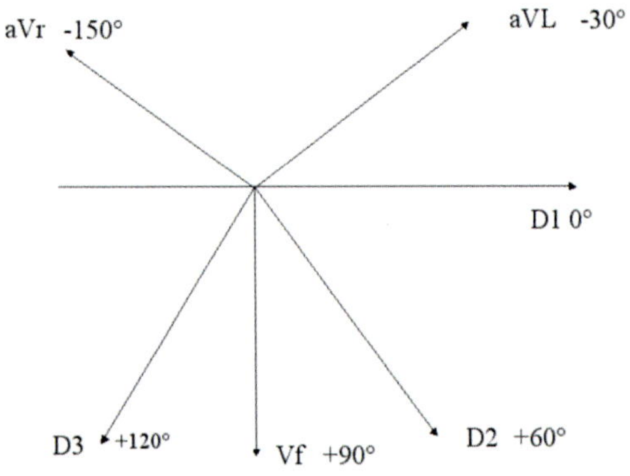

Schéma 29

AXE CARDIAQUE

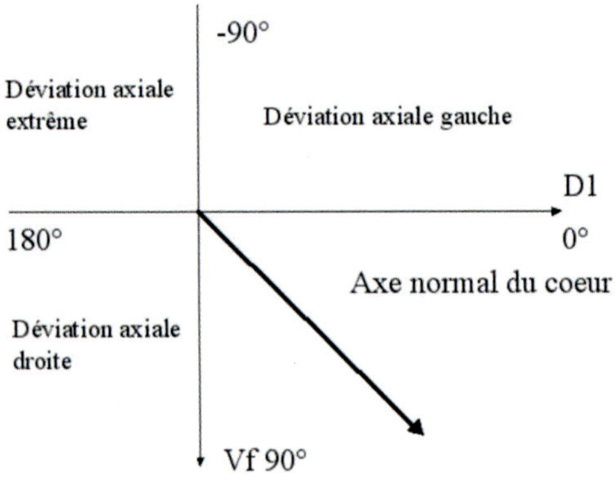

Schéma 30

Le moyen de trouver cet axe repose sur le système de la vectocardiographie. Dans chaque dérivation frontale on enregistre un complexe QRS. Si la plus grande onde positive (R ou R') est supérieure en amplitude (en hauteur) à la plus grande onde négative (Q ou S) cela veut dire que l'axe du cœur est dirigé dans la même direction que cette dérivation. Si c'est l'inverse (onde négative > onde positive), l'axe du cœur sera opposé à cette dérivation (Schéma n°31)

L'axe normal du cœur est dirigé vers le bas et la gauche : entre 0 et 90°

Si l'axe du cœur est normal :

Le QRS doit être positif en DI et en aVF.

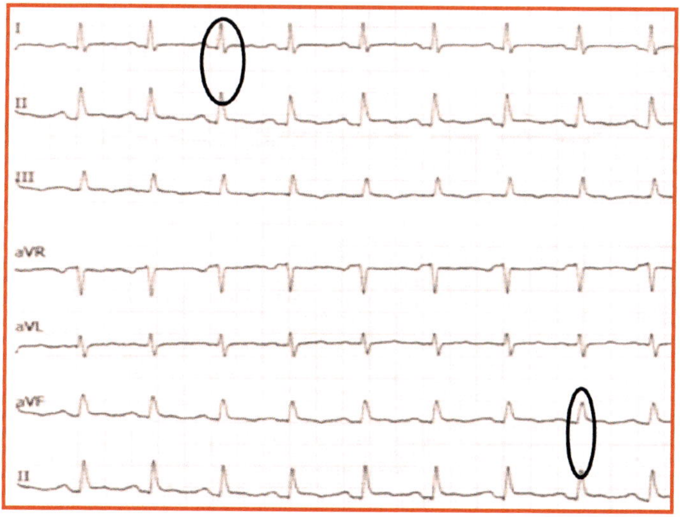

Sur un ECG, il est intéressant de repérer dans les dérivations frontales une dérivation où l'onde R = l'onde S. En effet, l'axe du cœur sera perpendiculaire à cette dérivation. Nous reverrons plus tard dans quelles situations cet axe peut être modifié.

Exemple de mesure de l'axe cardique

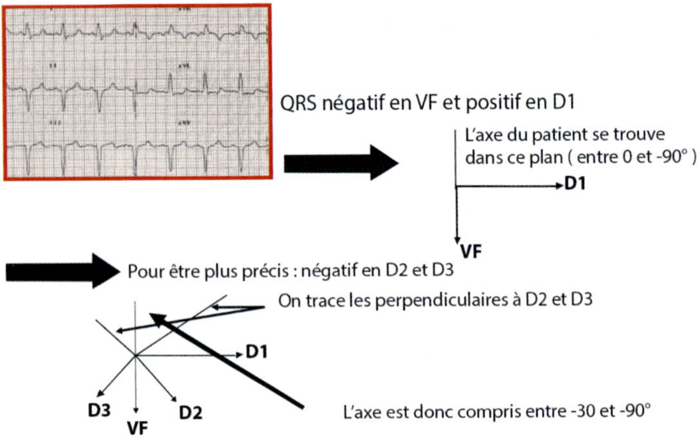

Schéma 31

On peut résumer les axes suivant les dérivations DI et aVF :

Axe	Angle		DI	aVF
Normal	0 à 90°	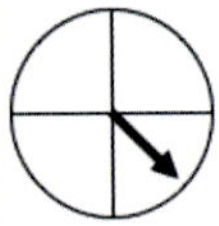	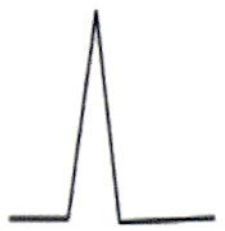	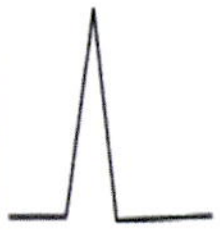
Droit	90° à 180°	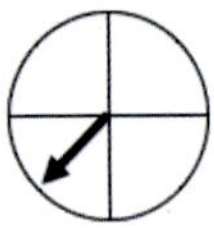	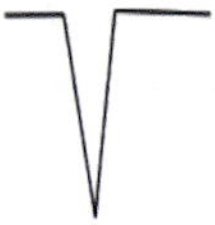	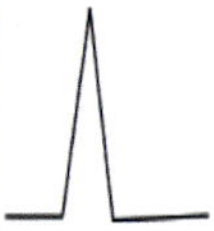
Gauche	0 à -90°	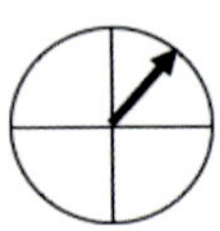	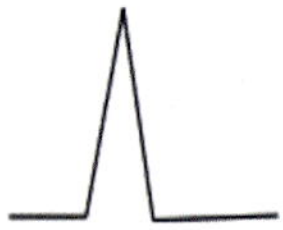	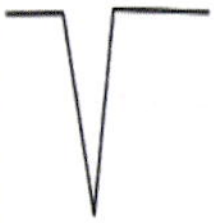
Déviation extrême	-90° à -180°	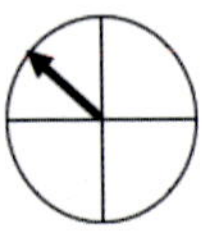	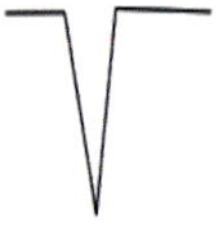	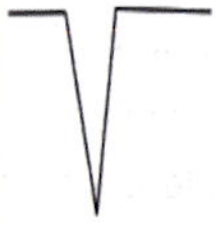

PRINCIPALES CAUSES D'AXE GAUCHE :

- Wolf-Parkison-White
- Séquelle d'infarctus inférieur
- Hypertrophie ventriculaire gauche
- Bloc de branche gauche
- Hémibloc antérieur gauche +++ (diagnostic d'élimination après avoir exclu les autres causes citées précédemment)

PRINCIPALES CAUSES D'AXE DROIT :

- Hypertrophie ventriculaire droite +++
- Wolf-Parkison-White
- Séquelle d'infarctus latéral
- Hémibloc postérieur gauche (diagnostic d'élimination après avoir exclu les autres causes citées précédemment).

AXES GAUCHES

1. SYNDROME DE WPW

Si la voie de conduction accessoire qui court-circuite le nœud auriculo-ventriculaire s'étend entre l'oreillette et le ventricule (dans sa partie inférieure → onde δ négative en D2, D3 et aVF)), les QRS ont un aspect d'axe gauche. *Le WPW est détaillé dans le chapitre sur l'espace PR page 75.*

2. SEQUELLE D'IDM INFERIEUR

Présence d'une onde Q pathologique (négative) en D2, D3 et aVF

3. HYPERTROPHIE VENTRICULAIRE GAUCHE

La déviation de l'axe est secondaire à l'hypertrophie du VG qui augmente l'intensité électrique vers la gauche. L'HVG est détaillée dans le chapitre sur le complexe QRS page 85.

4. BLOC DE BRANCHE GAUCHE

Il est détaillé page 92.

5. HEMIBLOC ANTERIEUR GAUCHE

C'est la cause la plus fréquente de déviation axiale gauche.

Il s'agit du **blocage de la conduction au niveau de l'hémibranche antérieure gauche**. Comme il s'agit d'un trouble de conduction peu sévère, la largeur des QRS sera normale. Les anomalies constatées à l'ECG au cours de l'HBAG sont en rapport avec un changement de l'axe cardiaque, avec déviation axiale gauche.

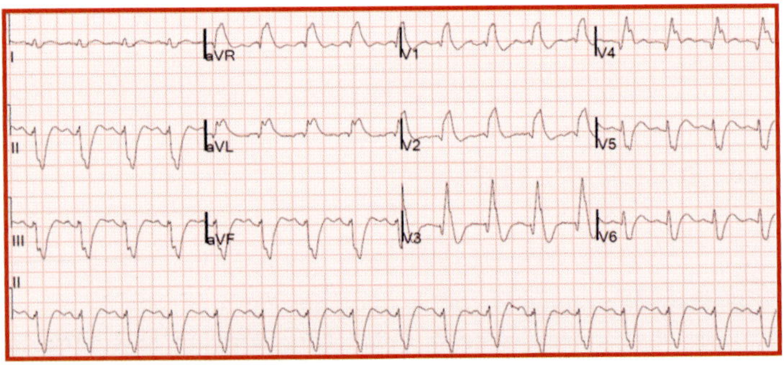

Hémibloc antérieur gauche + bloc de branche droit complet :
Fréquence à 75/min, régulière,
Axe gauche (négatif en aVF et positif en DI)

Au cours d'un HBAG l'axe du cœur est donné par l'hémibranche gauche postérieure, qui se dirige en haut et à gauche (Schéma n°21). En reprenant la projection des différentes dérivations de l'ECG, on comprend que l'axe du QRS sera négatif en D2, D3, VF (grande onde S) et positif en D1 (grande onde R en D1). Cependant pour parler d'hémibloc antérieur gauche il faut avoir éliminé toutes les autres causes de déviation axiale gauche.

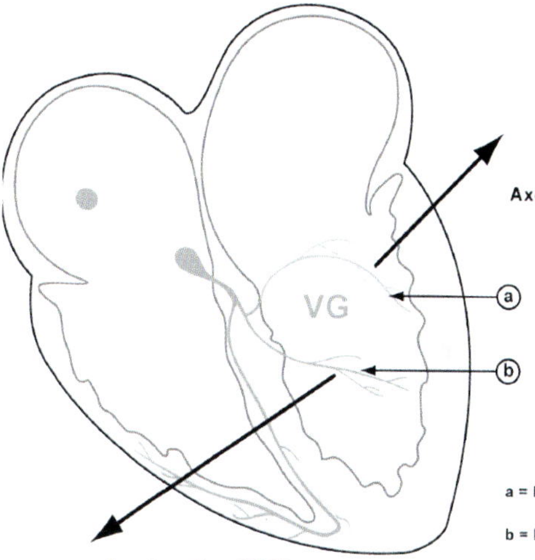

a = Hémibranche postérieure gauche

b = Hémibranche antérieure gauche

HBPG = Hémibloc postérieur gauche

HBAG = Hémibloc antérieur gauche

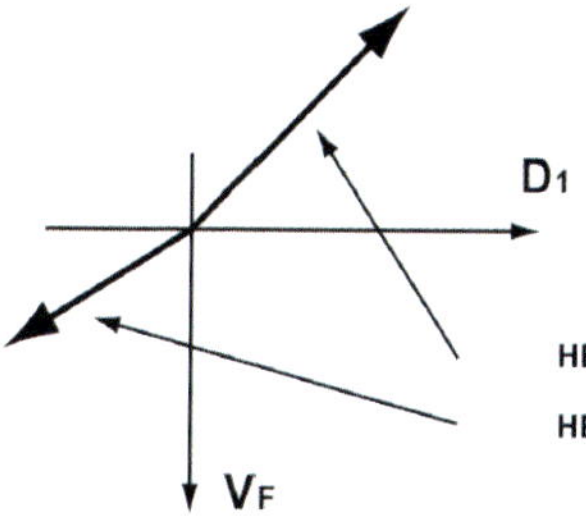

HBAG = onde S en D_2, D_3, V_F et onde R en D_1

HBPG = onde q et R en D_2, D_3, V_F et onde S en D_1

Schéma 32

AXES DROITS

1. HYPERTROPHIE VENTRICULAIRE DROITE

C'est la cause la plus fréquente de déviation droite

L'HVD va entraîner une augmentation de la dépolarisation du ventricule droit, c'est-à-dire une augmentation de l'onde R en dérivation droite **(onde R en V1 ++)** et une **augmentation de l'onde S en dérivation gauche.**

On peut ainsi observer une **déviation axiale droite** liée à l'augmentation de l'onde S en dérivation gauche, et des **troubles de repolarisation** non spécifiques avec des ondes T négatives ± associées à un sous-décalage du segment ST dans les dérivations droites (essentiellement V1 et V2).

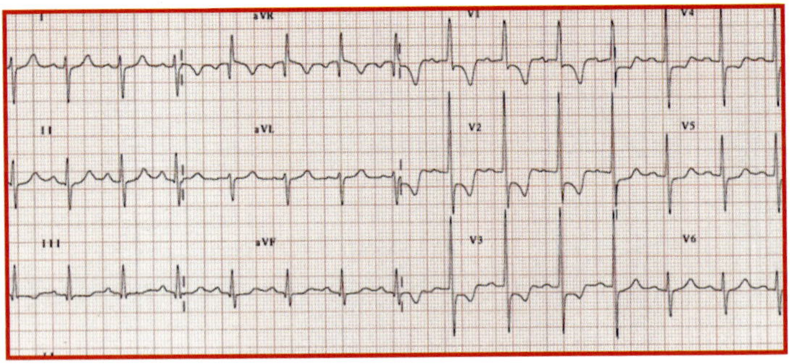

Hypertrophie ventriculaire droite :
Fréquence à 100/min, régulière,
Axe droit (positif en aVF et négatif en DI)
Onde P avant les QRS, positive en DII,
QRS fins, grande onde R en V1

2. SYNDROME DE WPW

Si la voie de conduction accessoire est située à gauche (latéro-gauche), il y aura un QRS négatif en D1, VL.

3. SEQUELLE D'IDM LATERAL

L'onde Q de nécrose en latérale (D1-aVL) entraine une déviation de l'axe électrique vers la droite.

4. HEMIBLOC POSTERIEUR GAUCHE

C'est une cause rare d'axe droit. Il faut donc avoir éliminé les autres causes d'axe droit avant.

Il s'agit du blocage de la conduction au niveau de **l'hémibranche postérieure gauche.** Comme il s'agit d'un trouble de conduction peu sévère, la largeur des QRS sera normale. Les anomalies constatées à l'ECG au cours de l'HBPG sont en rapport avec un changement de l'axe cardiaque, avec déviation axiale droite.

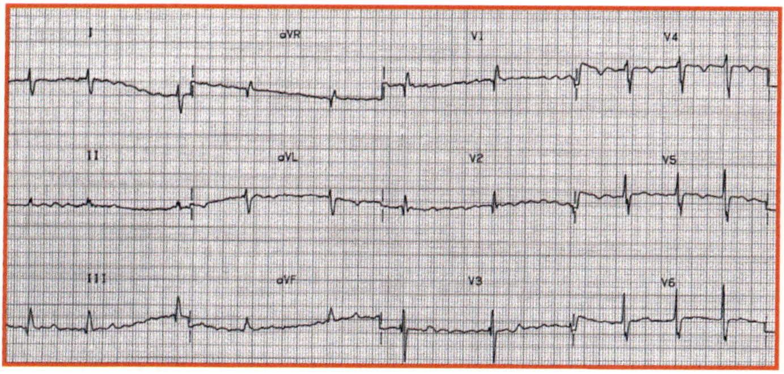

Hémibloc postérieur gauche + FA + BBD :
Fréquence ≈ 75/min, irrégulière,
Axe droit (positif en aVF et négatif en DI)
Pas d'onde P, trémulation de la ligne de base,
Aspect rSR' en V1 → BBD

Au cours d'un HBPG, l'axe du cœur est donné par l'hémibranche gauche antérieure qui se dirige en bas et à droite (Schéma n°22). En reprenant la projection des différentes dérivations de l'ECG on comprend que l'axe du QRS sera négatif en D1 (grande onde S en D1) et positif en D2, D3, VF (grande onde R).

Il faut noter que dans le BBD il existe une grande onde S en D1 mais qu'il n'y a pas de déviation axiale droite. En effet, le VD est plus petit que le VG donc l'onde S (VD) n'est pas suffisamment importante par rapport à l'onde R (VG).

9 - L'ONDE P

Une onde P normale est positive de DII, mesure moins de 2 mm de hauteur, dure moins de 0,12 sec (3 carreaux), est régulière, et il existe 1 onde P avant chaque QRS.

Les ondes P peuvent être présentes, mais de morphologie anormale, ou absentes

PRINCIPALES CAUSES D'ONDE P DE MORPHOLOGIE ANORMALE :

- Trop large → Hypertrophie auriculaire gauche
- Trop haute → Hypertrophie auriculaire droite
- Inversée → Wandering Pacemaker, rythme jonctionnel avec onde p rétrograde, ESA

PRINCIPALES CAUSES D'ONDE P ABSENTE sur l'ECG :

- Fibrillation auriculaire
- Bloc sino-auriculaire
- Tachycardie jonctionnelle, ventriculaire

⊙ ONDE P ANORMALE

L'onde P représentant la dépolarisation des oreillettes, elle permet de diagnostiquer une hypertrophie auriculaire. Les anomalies morphologiques de l'onde P → **hypertrophie auriculaire droite** ou l'**hypertrophie auriculaire gauche**

Pour comprendre le type d'anomalie rencontrée à l'ECG dans ces deux circonstances pathologiques, il faut se souvenir que la dépolarisation physiologique des oreillettes se fait de l'oreillette droite (nœud sinusal) vers l'oreillette gauche.

En cas **d'hypertrophie auriculaire droite** il existe une augmentation de l'amplitude de la partie initiale de l'onde P = grande onde P (> 3 mm) dans les dérivations droites (schéma 33).

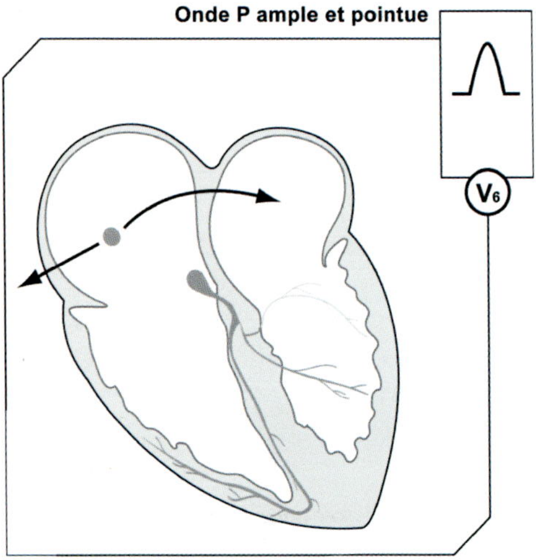

HYPERTROPHIE AURICULAIRE DROITE

Schéma 33

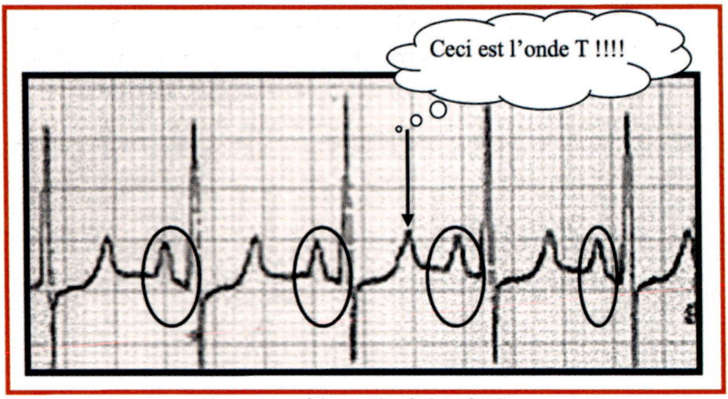

Hypertrophie auriculaire droite :
Fréquence ≈ 100/min, régulière,
Onde P ample > 3 mm, QRS fins

Elle peut être associée à une HVD en cas d'hypertension pulmonaire sévère :

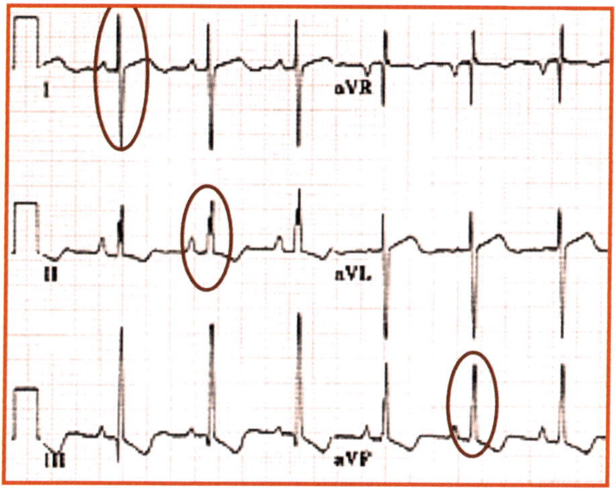

Hypertrophie auriculaire droite + HVD :
Fréquence ≈ 75/min, régulière,
Axe droit (QRS négatif en DI et positif en aVF)
Onde P ample > 3 mm (surtout en DII), QRS fins

En cas **d'hypertrophie auriculaire gauche** il y aura une augmentation de la deuxième phase de la dépolarisation des oreillettes. En dérivation droite on verra d'abord la petite dépolarisation de l'oreillette droite qui sera positive, puis on verra la dépolarisation de l'oreillette gauche qui est hypertrophiée, donc plus importante. Cette dépolarisation sera négative. On aura donc une onde P large (> 0,12 s), d'abord positive puis négative = biphasique (schéma 34).

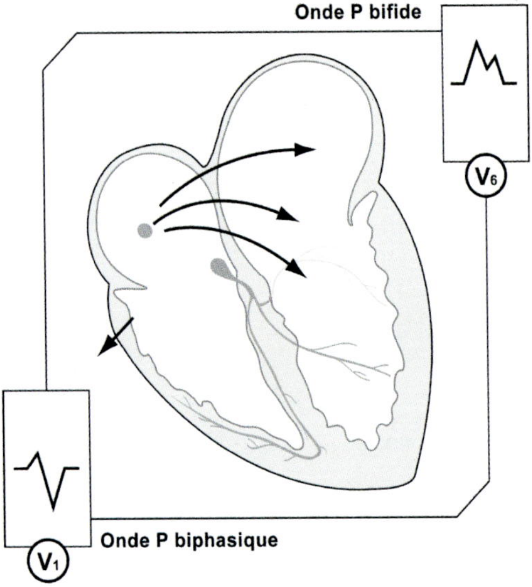

HYPERTROPHIE AURICULAIRE GAUCHE

Schéma 34

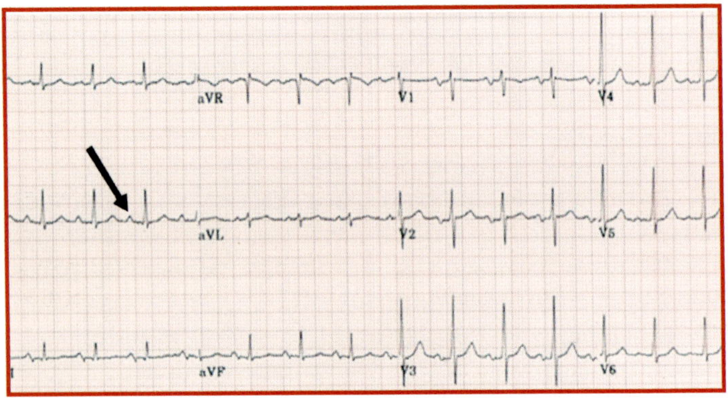

HAG + HVG systolique :
Fréquence cardiaque à 100 / min
Trouble de la repolarisation latérale non spécifique

En dérivation gauche la partie initiale de la dépolarisation des oreillettes sera identique mais on démasquera la dépolarisation de l'oreillette gauche qui sera positive. On aura donc une onde P large (> 0,12s) et doublement positive = bifide.

Rythme du sinus coronaire :

Il s'agit d'un rythme qui naît des cellules du nœud du sinus coronaire proche de la veine cave inférieure. Ce rythme n'a pas de valeur pathologique.

Sur l'ECG, l'onde P est négative en DII-DIII-VF.

Le diagnostic différentiel est un rythme jonctionnel accéléré avec une onde P rétrograde devant le QRS, mais dans ce cas le PR est court (< 0,12 sec) et le changement brutal de fréquence bien visible.

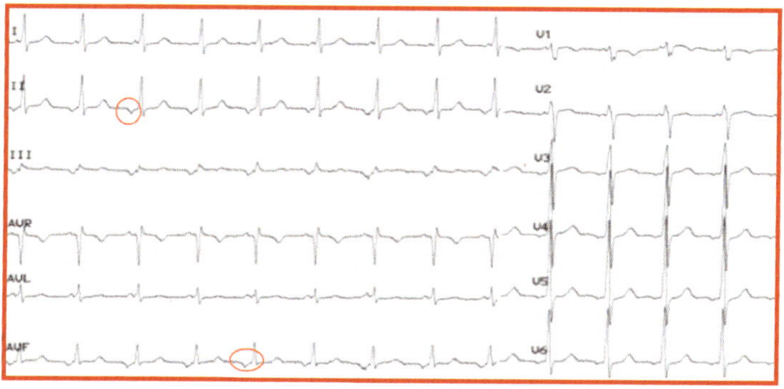

Wandering pacemaker :

Il s'agit d'un rythme irrégulier provoqué par des décharges provenant de plusieurs foyers ectopiques auriculaires. Les foyers sont différents et les ondes P ont une morphologie différente au cours du tracé. La conduction étant normale → les QRS sont donc fins. Il peut s'agir d'un état pré-FA.

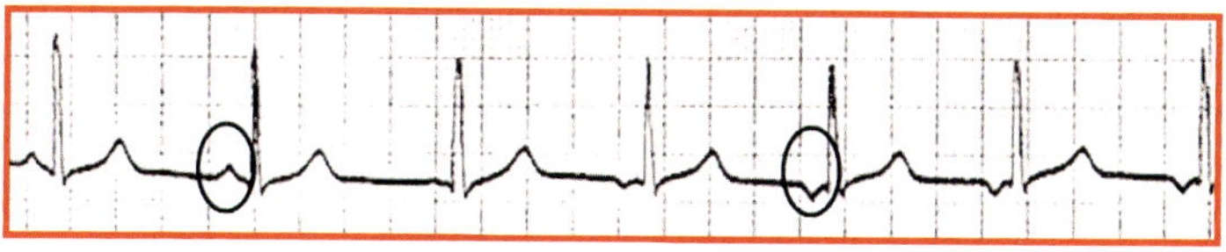

Wandering pacemaker auriculaire :
Fréquence ≈ 75/min, irrégulière,
Onde normale pour les 2 premiers cycles,
Onde P différente pour les autres cycles, QRS fins

⊙ ONDE P ABSENTE

L'onde P peut être absente ou non visible :

- Absence d'activité auriculaire :
  - → Bloc sino-auriculaire (page 37)
- Activité auriculaire présente mais non visible :
  - → Tachycardie supra-ventriculaire à fréquence élevée
  - → Tachycardie ventriculaire (même si l'activité auriculaire n'a pas d'efficacité)
  - → Tachycardie jonctionnelle sur réentrée intranodale
  - → Fibrillation auriculaire à petite maille (trémulation de la ligne de base, rythme irrégulier) -> page 45.

10 - L'ESPACE PR

L'espace PR commence avec le début de l'onde P et se termine avec le début du QRS. Il correspond principalement au passage du nœud auriculo-ventriculaire.

Il est régulier, compris entre 0,12 et 0,2 secondes (3 à 5 petits carreaux)

Les anomalies possibles de l'espace PR sont :

PRINCIPALES CAUSES DE PR COURT :

- Syndrome de Wolf-Parkinson-White
- Syndrome de Long-Ganong-Levine

PRINCIPALES CAUSES DE PR LONG :

- Bloc auriculo-ventriculaire de type I,
- Bloc auriculo-ventriculaire de type II
- Bloc auriculo-ventriculaire de type III.

⊙ ESPACE PR COURT (< 0,12 SEC)

1. SYNDROME DE WOLFF-PARKISON-WHITE :

Ce syndrome est caractérisé par la présence d'un faisceau électrique accessoire appelé Faisceau de Kent, reliant directement les oreillettes et les ventricules sans passer par le nœud auriculo-ventriculaire.

Sur l'ECG, ce syndrome se caractérise par la présence d'un espace PR court (< 0,12s) et la présence d'une onde au début du QRS appelée onde delta.

L'espace PR est court dans ce syndrome car une partie de l'influx électrique passe directement des oreillettes aux ventricules, ce qui accélère le début de la dépolarisation des ventricules.

L'onde delta correspond à la partie du ventricule (droit ou gauche suivant la localisation du faisceau de Kent) dépolarisée en premier par le faisceau de Kent, puis la dépolarisation descendue par le nœud auriculo-ventriculaire arrive, pour aboutir à un QRS fusionné (Schéma 35, 36, 37).

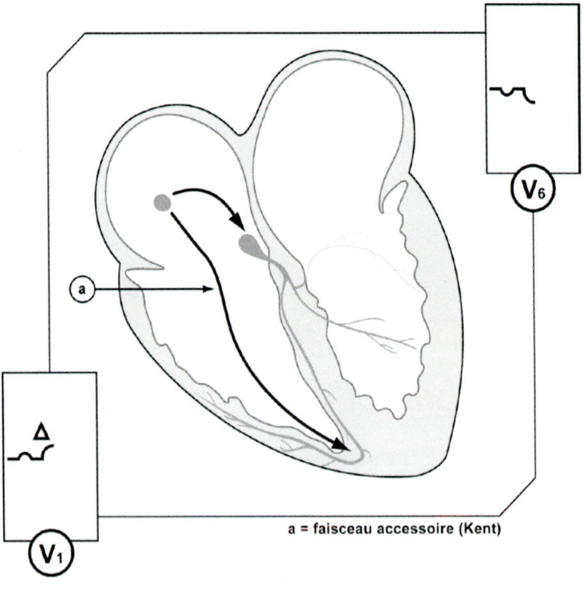

Schéma 35

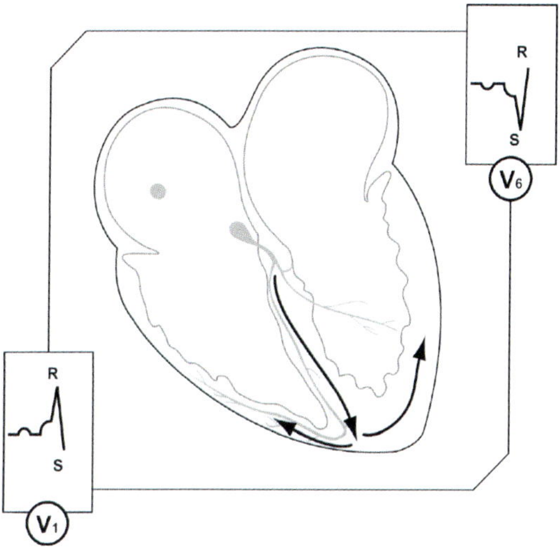
R
S
V6
R
S
V1

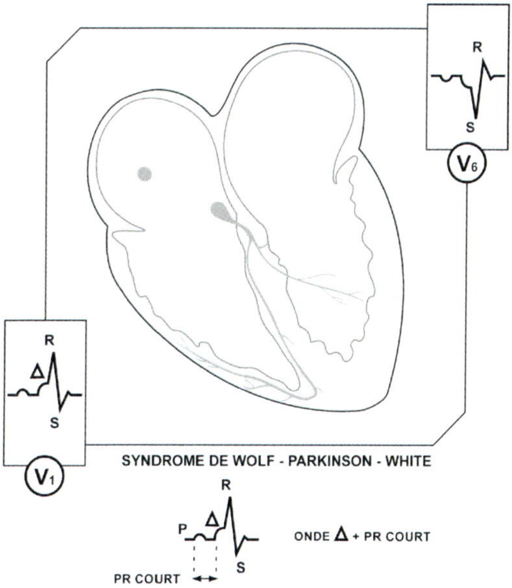
R
S
V6
R
Δ
S
V1
SYNDROME DE WOLF - PARKINSON - WHITE
R
Δ
P
S
ONDE Δ + PR COURT
PR COURT

Schéma 36, 37

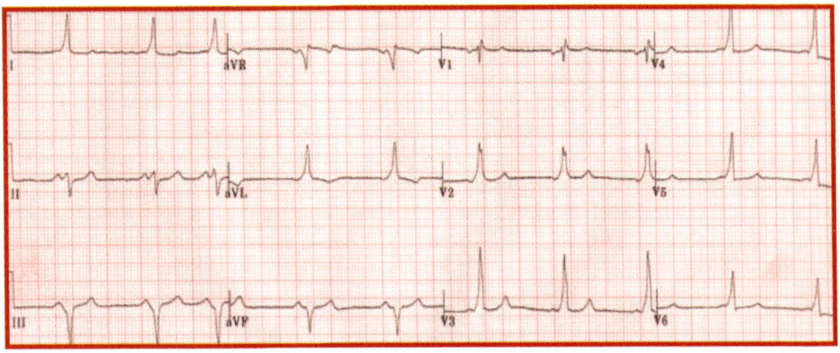

Syndrome de WPW :
Fréquence ≈ 75/min, régulière,
Axe gauche → faisceau accessoire inférieur
Onde P normale, PR court, QRS larges avec onde δ

On peut déterminer le côté où est situé le faisceau de Kent :

Faisceau de Kent à droite → retard gauche, onde $\delta < 0$ en V1-V2

Faisceau de Kent à gauche → retard droit, onde $\delta > 0$ en V1-V2

Le risque de ce syndrome est qu'il peut entraîner des crises de palpitations de type **tachycardie jonctionnelle** (cf. p 48). En effet, à la suite d'une extrasystole qui va bloquer la voie accessoire, l'influx électrique va descendre seulement par le NAV puis remonter par la voie accessoire pour aboutir à une tachycardie jonctionnelle (tachycardie orthodromique).

Le deuxième risque de ce syndrome est le passage en **fibrillation auriculaire** ou en **flutter auriculaire**. En cas de fibrillation auriculaire les oreillettes ont une fréquence comprise entre 400 et 600 par minute. Heureusement le NAV joue un rôle de frein et ne laisse passer aux ventricules qu'une fréquence entre 150 et 200/min.

Toutefois le faisceau de Kent n'a pas cette propriété freinatrice et risque d'amener la fréquence ventriculaire à plus de 300/min avec un risque d'arrêt cardiaque. Seule une étude électrophysiologique fine du faisceau de Kent permet de prédire ce **risque de fibrillation ventriculaire.**

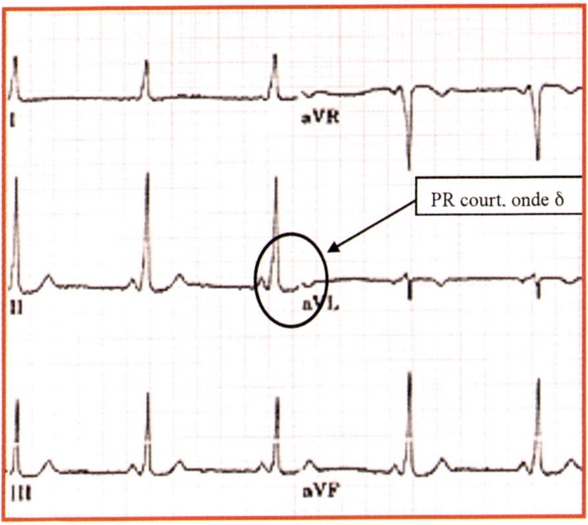

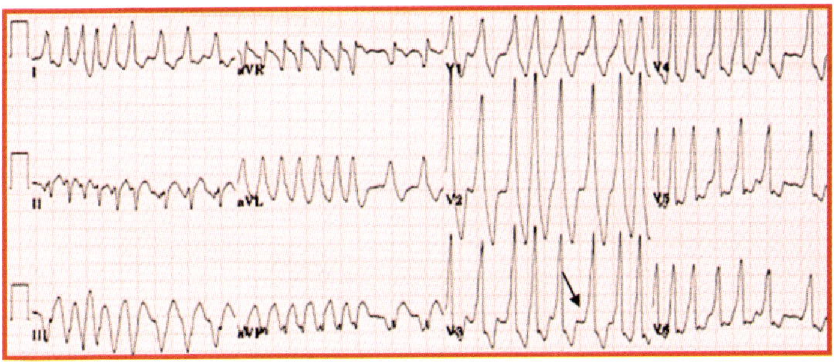

Fibrillation auriculaire sur WPW :
Fréquence ≈ 300/min, irrégulière,
Absence d'onde P, QRS larges avec onde δ

2. SYNDROME DE LOWN-GANONG-LEVINE

Comme pour le WPW, il existe un faisceau accessoire. Dans ce syndrome, il est dénommé faisceau de James et il relie les oreillettes directement au faisceau de His. Le PR est donc court car l'influx passe directement dans le faisceau de His sans être ralenti par le NAV. Il n'y a pas d'onde δ car les ventricules ne se dépolarisent pas directement par le faisceau de James → les QRS sont normaux. Actuellement on considère que ces patients ont plutôt un nœud AV hyperdromique (qui conduit trop bien) qu'un réel faisceau accessoire. Par ailleurs il n' y a pas de risque accru de déclencher une tachycardie.

⊙ ESPACE PR LONG (> 0,2 SEC)

Les causes sont dominées par les troubles de la conduction auriculo- ventriculaire. On rappelle qu'à ce niveau la conduction se fait d'abord au niveau du nœud auriculo-ventriculaire puis dans le faisceau de His.

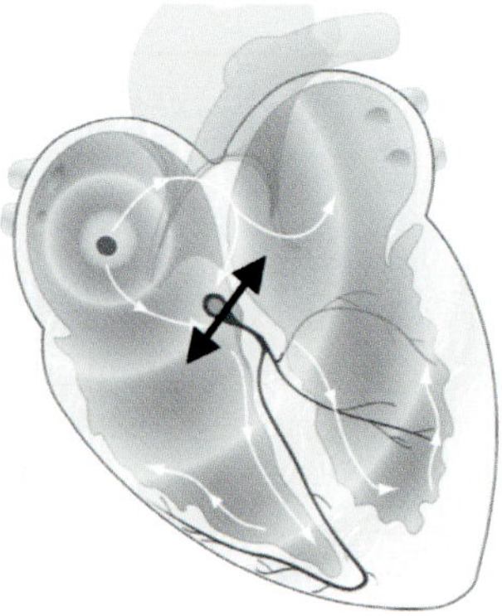

Schéma 38

Plus le trouble de conduction sera haut situé plus le niveau d'échappement sera haut situé et donc plus les complexes QRS seront fins et la fréquence cardiaque rapide (donc moins grave pour le patient).

1. BLOC AURICULO-VENTRICULAIRE DU PREMIER DEGRE = BAV 1

Il correspond à un ralentissement constant de la conduction auriculo-ventriculaire. Il se traduit à l'ECG par un allongement constant de l'espace PR > 0,20 s. Chaque complexe QRS est précédé par une onde P.

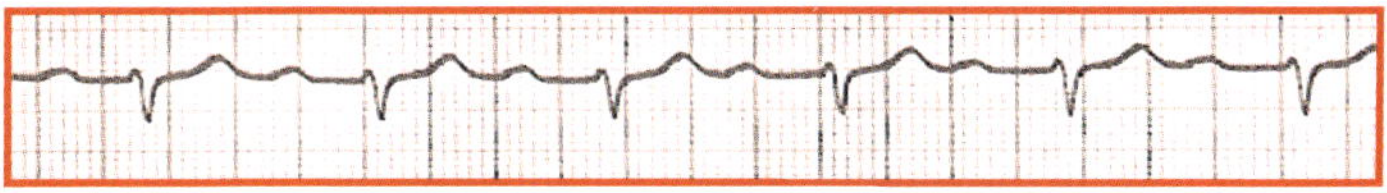

BAV 1 :
Fréquence ≈ 90/min, régulière,
Onde P normale, PR long > 0,2 s, QRS fin

2. BLOC AURICULO-VENTRICULAIRE DU DEUXIEME DEGRE = BAV2

On distingue 2 types de BAV du deuxième degré :

- **Mobitz 1 (ou périodes de Luciani-Wenckebach) :** Il correspond à un allongement progressif de la conduction auriculo-ventriculaire (conduction décrémentielle pathologique par le NAV). Il se traduit à l'ECG par un allongement progressif de l'intervalle PR jusqu'à ce que l'onde P arrive en période réfractaire du nœud auriculo-ventriculaire, où l'onde P n'est pas suivie d'un QRS (onde p bloquée). L'intervalle dans ce type de bloc entre les complexes QRS (intervalle RR) n'est pas constant.

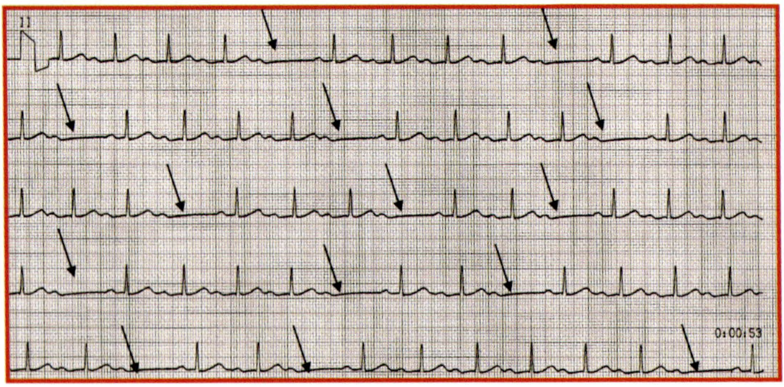

BAV 2 Mobitz I :
Fréquence ≈ 50/min, irrégulière,
Onde P normale (positive en DII),
PR irrégulier, augmentant progressivement,
QRS fin non présent pour chaque onde P
Chaque flèche représente l'onde P bloquée sans QRS

- **Mobitz 2 :** Il correspond à un blocage complet et intermittent de la conduction auriculo-ventriculaire. Il se traduit à l'ECG par un espace PR constant et de temps en temps une onde P qui n'est pas suivie par un complexe QRS. Soit cela survient de manière inopinée soit de manière répétitive. Par exemple une P bloquée pour 3 ondes P = bloc 3/1. Si une onde P est bloquée sur 4 ondes P = 4/1...

Le Mobitz 2 est plus grave que le Mobitz 1 car il correspond en général à une atteinte du faisceau de His alors que le Mobitz 1 correspond en général à une atteinte du nœud auriculo-ventriculaire.

Il est possible d'observer un bloc 2/1, c'est-à-dire qu'une onde p est bloquée sur 2. Dans ce cas il peut s'agir soit d'un BAV Mobitz 1 avec une onde p bloquée immédiatement, sans allongement progressif du PR, soit d'un BAV Mobitz 2. Des explorations électrophysiologiques plus fines s'avèrent nécessaires pour préciser le niveau du bloc.

3. BLOC AURICULO-VENTRICULAIRE DU TROISIEME DEGRE = BAV 3

Il correspond à un **blocage complet et permanent** de la conduction auriculo-ventriculaire. On observe à l'ECG une dissociation complète entre la survenue des ondes P et des complexes QRS = dissociation auriculo-ventriculaire complète. **L'intervalle RR est constant** et la fréquence cardiaque et la morphologie des QRS dépendront du niveau de l'échappement :

- Si l'échappement se fait au niveau du nœud auriculo-ventriculaire il y aura une fréquence cardiaque entre 35 et 45/min avec des complexes QRS fins.
- Si l'échappement se fait au niveau ou sous le faisceau de His, la fréquence cardiaque sera très lente (< 35/min) et les complexes QRS seront larges car la dépolarisation des ventricules débutera par une des branches du faisceau de His et se propagera à l'autre ventricule de proche en proche. Il existe dans ce dernier cas un risque vital pour le patient.

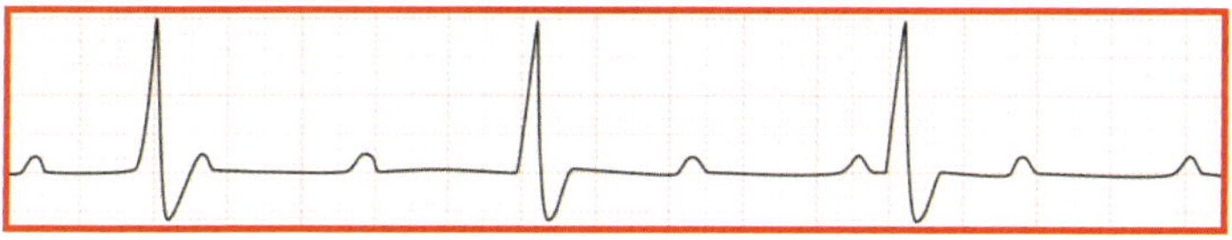

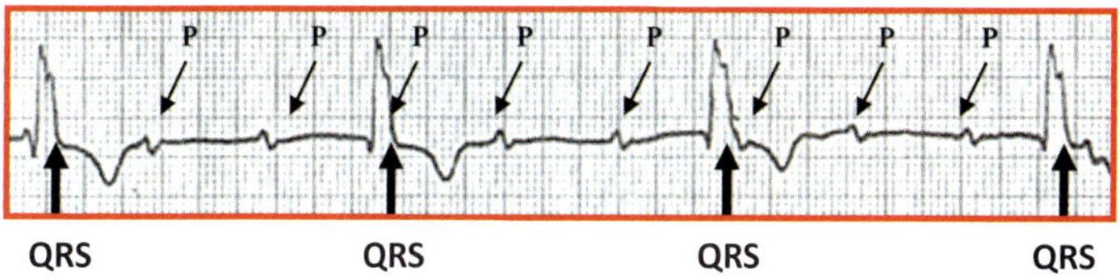

BAV 3 :
Fréquence ≈ 35/min, régulière,
Onde P normale battant à 90/min, régulière
Dissociation auriculo-ventriculaire,
QRS larges → échappement bas situé

11 - LE COMPLEXE QRS

Le complexe QRS fait normalement moins de 0,08 sec (2 petits carreaux).
L'onde R augmente de V1 à V6 et mesure au maximum 2,5 cm
L'onde S diminue de V1 à V6 et mesure au maximum 2,5 cm.

PRINCIPALES CAUSES DE QRS DE MORPHOLOGIE ANORMALE :

- Hypertrophie ventriculaire gauche
- Hypertrophie ventriculaire droite
- Séquelles d'IDM
- Syndrome de WPW
- Dextrocardie

PRINCIPALES CAUSES DE QRS LARGES > 0,08 sec :

- Bloc de branche droit
- Bloc de branche gauche
- Rythme ventriculaire
- Hyperkaliémie
- Syndrome de WPW

PRINCIPALES CAUSES DE QRS DE PETITE AMPLITUDE (MICROVOLTAGE) :

- Péricardite (tamponnade)
- Obésité, emphysème
- Erreur d'étalonnage
- Amylose cardiaque

QRS DE MORPHOLOGIE ANORMALE

1. L'HYPERTROPHIE VENTRICULAIRE GAUCHE (HVG)

L'HVG va entraîner une augmentation de l'amplitude de l'onde correspondant à la dépolarisation du ventricule gauche, c'est-à-dire de l'onde R dans les dérivations gauches et de l'onde S dans les dérivations droites. Plusieurs indices ont été décrits pour permettre de faire le diagnostic de l'HVG sur l'électrocardiogramme :

Indice	Formule
Sokoloff-Lyon	Onde S en V1 + onde R en V5 > 35 mm
Blondeau-Haller	Onde S en V2 + onde R en V6 > 35 mm
Lewis	(Onde R en D1 + Onde S en D3) – (Onde R en D3 + Onde S en D1) > 17 mm
Cornell **(le plus spécifique)**	(Onde R en D1 + onde S en D3) x durée du QRS > 2,4

Les causes principales de l'HVG sont :

- l'hypertension artérielle,
- le rétrécissement aortique
- les cardiopathies hypertrophiques.

Sur l'ECG on distingue l'HVG **systolique** et **diastolique**.

L'HVG **systolique** est caractérisée par des signes électriques d'HVG et des troubles de repolarisation dans les dérivations gauches, à type de sous-décalage du segment ST associé à des ondes T négatives.

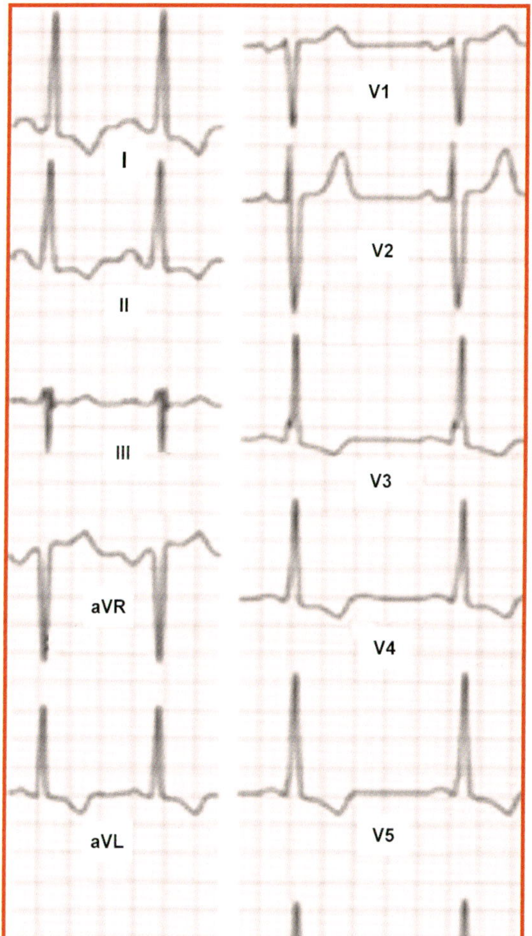

HVG systolique + HAG :
Fréquence ≈ 120/min, régulière,
onde P : large, diphasique en V1
QRS fins, indice de Sokoloff > 35 mm
Onde T négatives en V5, V6

L'HVG diastolique est caractérisée par des signes ECG d'HVG sans trouble de la repolarisation.

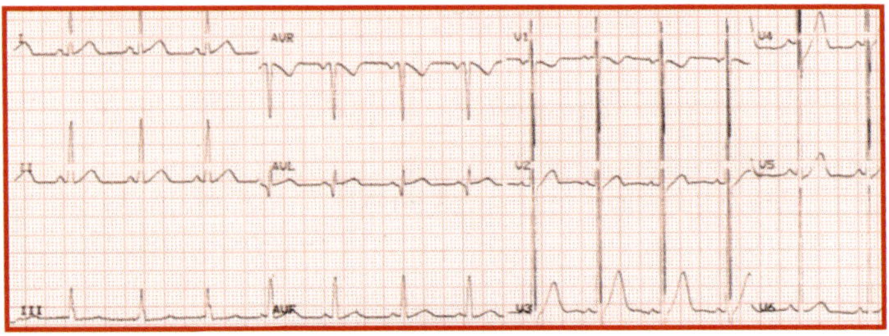

HVG diastolique :
Fréquence ≈ 75/min, régulière,
Axe normal, onde P normale
QRS fins, indice de Sokoloff > 35 mm
Pas de trouble de la repolarisation

Moyen mnémotechnique :

- HVG diastolique = le « d » est dirigé vers le haut donc les ondes T sont positives
- HVG systolique = le « s »inversé = « ∿» est dirigé vers le bas, donc les ondes T sont négatives

2. L'HYPERTROPHIE VENTRICULAIRE DROITE (HVD)

- Elle a été traitée page 66.
- Elle peut provoquer une déviation axiale droite avec une grande onde R en V1

3. SEQUELLE D'IDM

- Présence d'une onde Q anormale en regard du territoire de l'infarctus

4. SYNDROME DE WPW

- Avec un PR court, une onde δ.
- Si l'onde R est dominante en V1-V2 → voie accessoire gauche
- Si l'onde S est dominante en V1-V2 → voie accessoire droite

5. DEXTROCARDIE

- Les QRS sont inversés et évoluent en sens inverse.
- Les ondes P sont négatives en DII.
- *Si on place les électrodes à droite, on retrouve un tracé normal.*

⊙ QRS TROP LARGE > 0,08 SEC

Il s'agit principalement des blocs de branche. Les rythmes ventriculaires avec des QRS larges ont été étudiés dans le chapitre des troubles du rythme (page 46). L'hyperkaliémie est détaillée dans le chapitre sur l'onde T (page 123)

1. LE BLOC DE BRANCHE DROIT (BBD)

Il s'agit d'une situation où la conduction normale est bloquée au niveau de la branche droite du faisceau de His.

L'influx va donc descendre par la branche gauche et la dépolarisation du ventricule droit se fera à partir du ventricule gauche.

Au niveau de l'électrocardiogramme :

La dépolarisation du septum se fera toujours de la gauche vers la droite, ce qui entraînera une onde r en V1 et une onde q en V6 (pas de changement) (schéma 39).

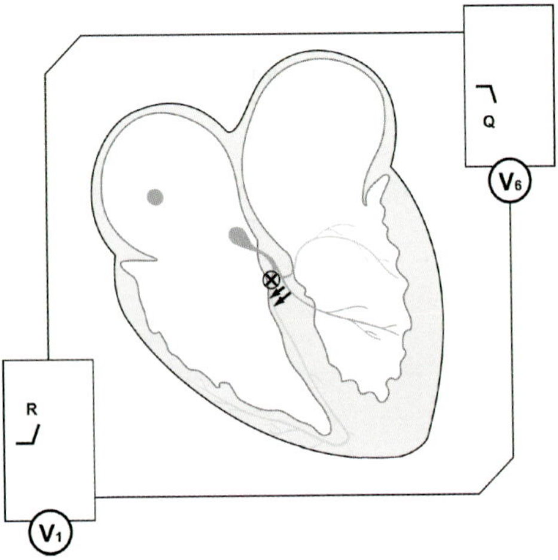

Schéma 39

Ensuite il y aura la dépolarisation du ventricule gauche, qui est le ventricule principal. On enregistrera donc une onde S en V1 (dérivation droite) et R en V6 (dérivation gauche) (Schéma 40).

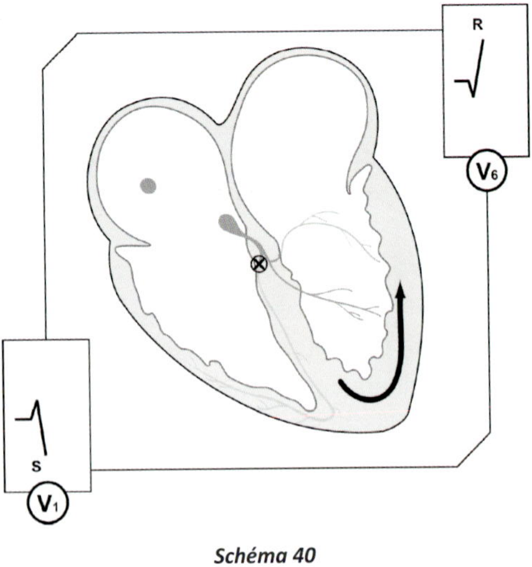

Schéma 40

Enfin le ventricule droit se dépolarisera avec retard. En dérivation droite on enregistrera une onde R', et en dérivation gauche une grande onde S. On aura donc au total l'aspect rSR' spécifique du bloc de branche droit en V1 (schéma n°41), et en dérivation gauche (V5, V6, D1, VL...) on aura un aspect inversé: qRS avec une grande onde S (correspondant à l'onde R' des dérivations droites).

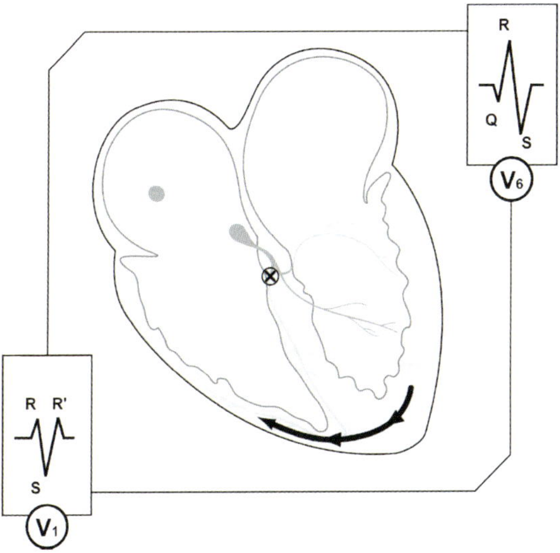

Schéma 41

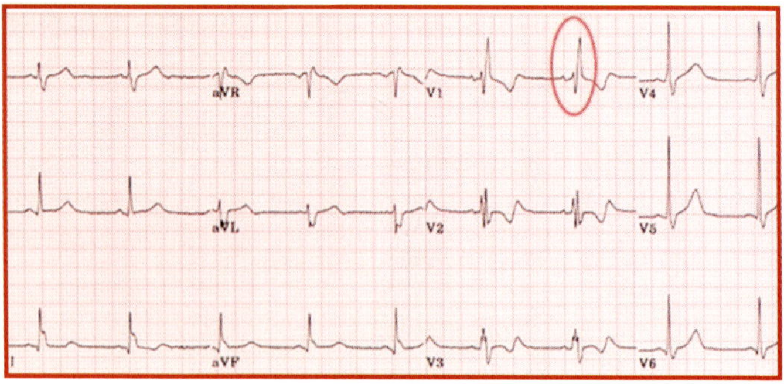

BBD :
Fréquence ≈ 50/min, régulière,
Axe normal, QRS larges, aspect rSR' en V1

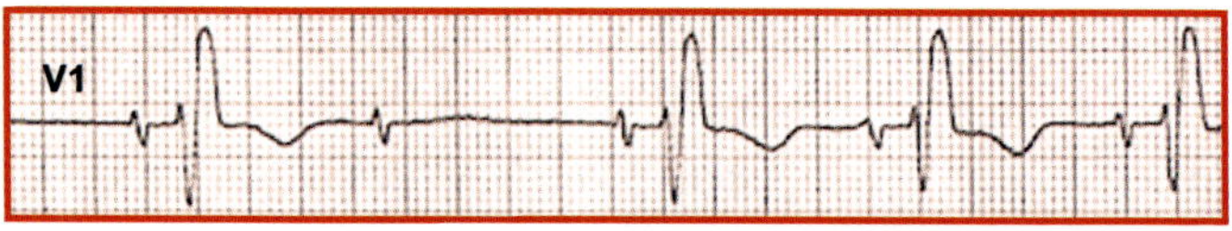

BBD + BAV II Mobitz II :
Fréquence ventriculaire ≈ 30/min, régulière,
Onde P non conduite par intermittence
QRS larges, aspect rSR' en V1

2. LE BLOC DE BRANCHE GAUCHE (BBG)

Il s'agit d'une situation où la conduction normale est bloquée au niveau de la branche gauche du faisceau de His.

L'influx va donc descendre par la branche droite et la dépolarisation du ventricule gauche se fera à partir du ventricule droit.

Au niveau de l'électrocardiogramme :

La dépolarisation du septum sera inversée et se fera donc de la droite vers la gauche, ce qui entraînera une onde q (disparition de l'onde r) en dérivation droite (V1) et une petite onde r en dérivation gauche (V6) (Schéma 42).

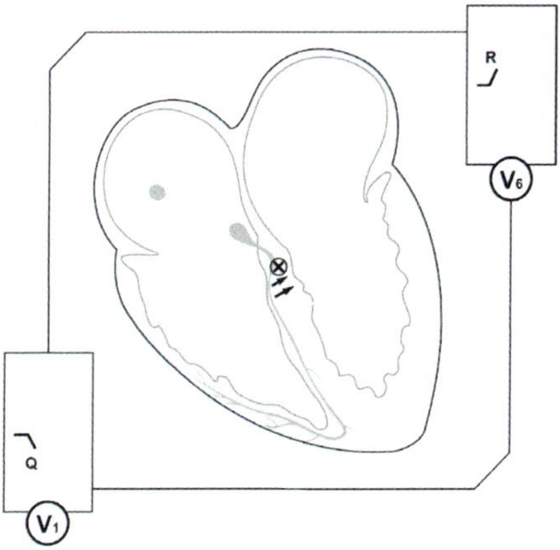

Schéma 42

Ensuite il y aura la dépolarisation du ventricule droit. En dérivations droites on enregistrera une onde r. Toutefois, comme le ventricule droit est plus petit que le ventricule gauche, il est possible de ne pas enregistrer cette dépolarisation ou de la voir représenter par un petit crochetage de l'onde Q (Schéma 43). En dérivation gauche une petite onde s sera enregistrée

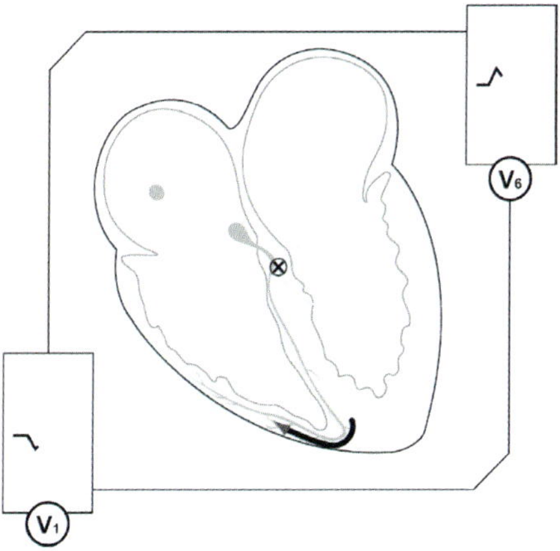

Schéma 43

Enfin le ventricule gauche se dépolarisera avec retard. En dérivation droite on enregistrera une onde S, d'où l'aspect QS, spécifique du bloc de branche gauche en V1 (schéma 44), et en dérivation gauche on enregistrera une onde R'

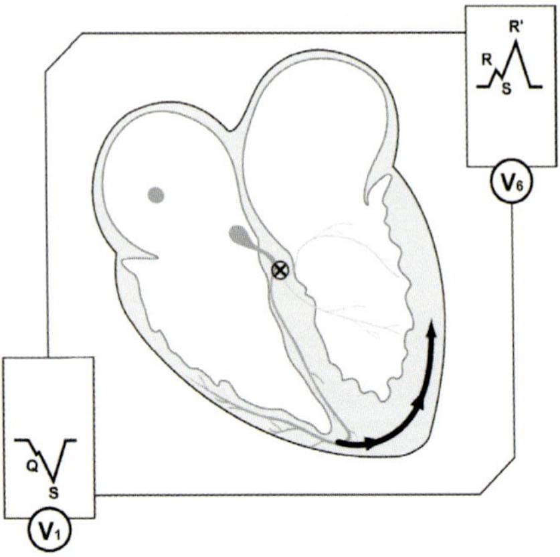

Schéma 44

En dérivation gauche (V5, V6, D1, Vl...) on aura donc un aspect inversé : rsR' ou aspect en « M ». Il est à noter que la disparition de l'onde Q dans les dérivations gauches est le meilleur signe de la présence d'un bloc de branche gauche.

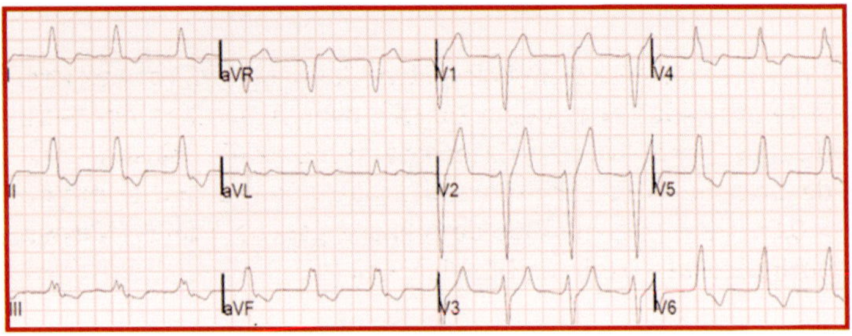

BBG :
Fréquence ≈ 60/min, régulière,
Axe non dévié, onde P normale
QRS larges, aspect rsR' en V5 et V6 et QS en V1 et V2

Il faut noter qu'il existe des troubles de repolarisation non spécifiques associés au BBG à type de sous-décalage du segment ST en V5, V6 avec onde T négatives et de sus-décalage du segment ST en V1 V2 (il est à noter que **l'axe du QRS au cours du BBG est toujours inversé par rapport à l'axe de l'onde T**).

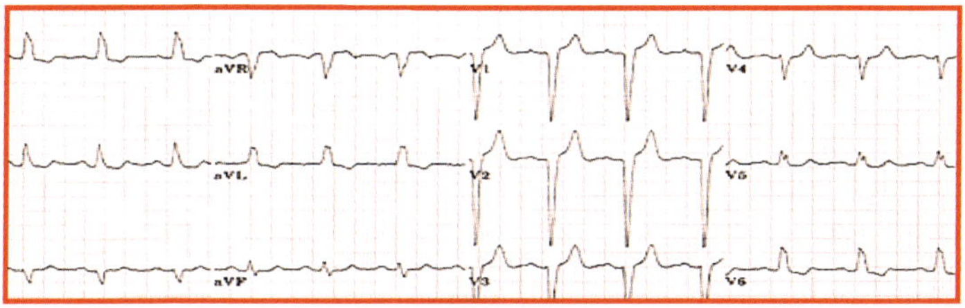

BBG :
Fréquence ≈ 60/min, régulière,
Axe gauche, onde P normale
QRS larges, aspect rsR' en V5 et V6

Au sein des blocs de branche, on distingue les blocs de branche complets, pour lesquels les complexes QRS sont supérieurs à 0,12 s et les blocs incomplets où les QRS sont compris entre 0,08 et 0,12 s.

Une autre manière de définir un bloc de branche est de mesurer le temps séparant le début du QRS avec la dernière positivité du QRS (= **déflexion intrinsécoïde**) (Schéma 45). Ainsi un bloc de branche droit correspondra à une déflexion intrinsécoïde > 0,04 s en V1 et un bloc de branche gauche à une déflexion intrinsécoïde > 0,08 s en D1, VL, V5 ou V6.

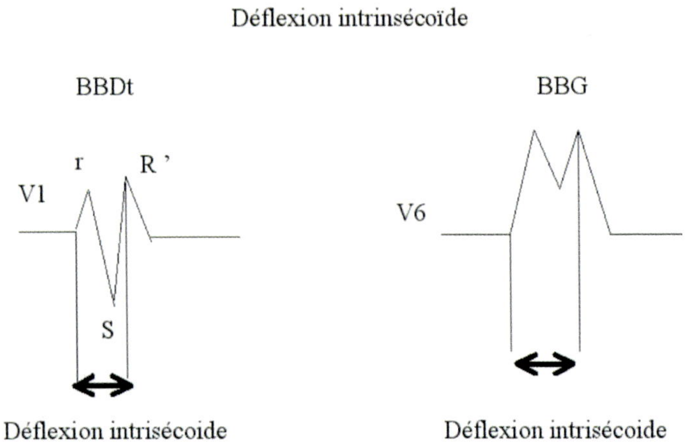

Schéma 45

Les troubles de conduction peuvent s'associer :

On parle de bloc bifasciculaire si on a une association :

- BBDt associé à un hémibloc antérieur ou postérieur gauche.
- BBG associé à une déviation axiale gauche (on ne parle pas d'HBAG car on ne peut pas avoir en même temps un BBG et un HBAG).

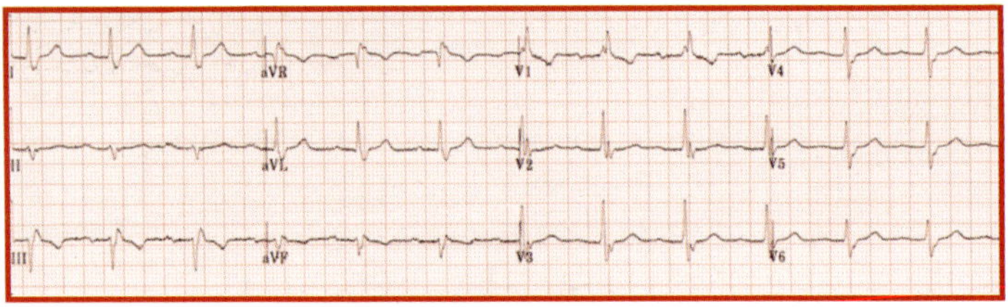

Bloc trifasciculaire :
Fréquence ≈ 75/min, régulière,
Axe gauche → HBAG,
Onde P normale, espace PR > 0,2 s → BAV I
QRS larges, aspect rsR' en V1 → BBD

Les blocs peuvent même être trifasculaires associant un BAV1 et un bloc bifasciculaire. Il existe alors un grand risque de syncope ++++

Enfin, on peut avoir chez un même patient une alternance de BBD et de BBG = **bloc de branche alternant**, qui équivaut à un BAV3.

Les blocs de branche droit et gauche existent soit de manière constante sur l'ECG d'un patient soit peuvent apparaître en fonction de la fréquence cardiaque du patient (**bloc de branche fréquence dépendant ou aberration ventriculaire**).

Ces blocs peuvent apparaître lorsque la fréquence est trop rapide (= **bloc de branche de phase 3**), par exemple au cours d'une tachycardie supra-ventriculaire ou d'une extrasystole supra-ventriculaire. En fait la période réfractaire d'une des 2 branches peut être plus longue que l'autre, ce qui aboutit à un blocage de cette branche si la fréquence cardiaque est trop rapide.

A l'inverse on peut aussi observer un bloc de branche si la fréquence cardiaque est trop lente (= **bloc de phase 4**).

⊙ QRS DE PETITE AMPLITUDE

Le microvoltage correspond à une réduction de l'amplitude du QRS < 5 mm dans les dérivations frontales et < 10 mm dans les précordiales.

1. PERICARDITE (TAMPONNADE)

En cas de tamponnade, les QRS sont de faible amplitude.

Les QRS sont microvoltés dans ce cas car le courant est peu amplifié à cause de l'épanchement péricardique qui gêne la transmission électrique car la distance entre l'électrode et l'activité électrique est augmentée.

2. OBESITE, EMPHYSEME

Ces deux pathologies majorent la distance cœur-électrodes du fait de la distension pulmonaire.

3. AMYLOSE CARDIAQUE

Infiltration du tissu myocardique par la substance amyloïde qui diminue l'amplitude électrique du signal cardiaque.

12 - L'ONDE Q

Il existe normalement des ondes Q qui correspondent à la dépolarisation septale en dérivations gauches.

Une onde Q est pathologique :

- dans les autres dérivations
- si elles font plus de 2 grands carreaux de profondeur
- si elles font plus de 1/3 de l'onde R
- si elles font plus d'un grand carreau de largeur

On parle de bloc bifasciculaire si on a une association :

- BBDt associé à un hémibloc antérieur ou postérieur gauche.
- BBG associé à une déviation axiale gauche (on ne parle pas d'HBAG car on ne peut pas avoir en même temps un BBG et un HBAG).

1. SEQUELLE D'INFARCTUS

Lorsque les cellules cardiaques (comme toutes les autres cellules de l'organisme) sont privées trop longtemps d'oxygène, elles meurent. C'est ce qui caractérise la nécrose.

Chaque cellule cardiaque émet une quantité d'électricité et la somme de toutes les cellules cardiaques, qui constituent le cœur, émettent un signal électrique qui est enregistré au niveau de l'ECG. L'axe global du cœur est dirigé en bas et à gauche.

Il faut comprendre que chaque cellule cardiaque émet un courant dont l'axe dépend de la position de la cellule au niveau du cœur et que l'axe global du cœur résulte de la neutralisation de nombreux vecteurs du fait de leur opposition directe.

Lorsqu'il existe une nécrose myocardique, les cellules détruites n'émettent plus d'électricité.

Ceci fait que lorsque l'on met une électrode en face de la nécrose on démasquera les vecteurs électriques symétriques des cellules détruites, mais qui émettent dans un sens opposé. C'est ainsi que l'on enregistre une grande onde négative en face d'une séquelle d'infarctus du myocarde (nécrose myocardique) appelée onde Q de nécrose (schéma 46). **Il faut noter qu'au cours d'un infarctus du myocarde cette onde Q n'apparaît qu'au bout de 6 heures au moins après le début de l'infarctus** (temps pour que les cellules soient détruites).

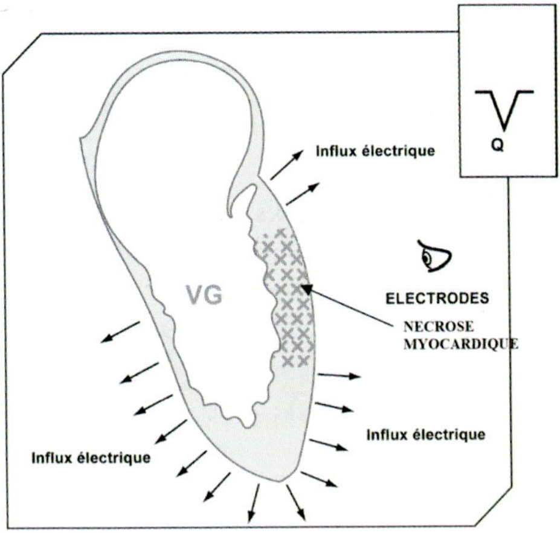

Schéma 46

2. HYPERTROPHIE SEPTALE

En cas d'hypertrophie septale, on peut voir une onde Q excessive de V1 à V4 pouvant mimer une cicatrice d'IDM antéro-septal.

3. EMBOLIE PULMONAIRE

L'embolie pulmonaire peut provoquer une déviation de l'axe cardiaque :

Du fait de la dilatation des cavités droites il va y avoir une rotation de l'axe cardiaque vers la droite. Ceci se traduit par l'augmentation de l'onde S en D1 (=S1). Par ailleurs le septum interventriculaire va tourner vers l'arrière ce qui aboutit à une augmentation de l'onde Q en D3 (= Q3), d'où l'aspect de S1Q3 sur l'ECG dans l'embolie pulmonaire. Cet aspect n'est pas spécifique à l'embolie pulmonaire et peut se rencontrer dans d'autres pathologies touchant les cavités droites.

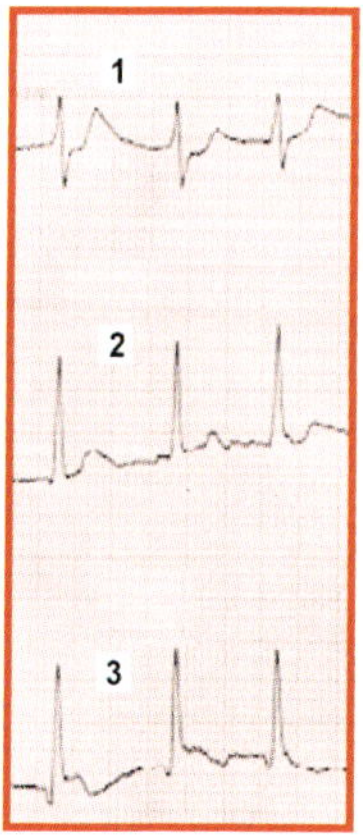

Les autres signes de l'embolie pulmonaire sont :

- Tachycardie sinusale ++++
- Flutter, FA
- Axe Droit
- BBD complet ou incomplet
- Onde T négative en V1-V3 (secondaire à l'ischémie du ventricule droit)

4. CARDIOMYOPATHIE HYPERTROPHIQUE (CMH)

Cette maladie cardiaque se caractérise par une augmentation de l'épaisseur des parois cardiaques. Elle peut être secondaire à un obstacle à l'éjection du ventricule gauche comme le rétrécissement aortique ou l'hypertension artérielle ou alors primitive (maladie génétique).

Certaines formes de cette maladie touchent plus spécifiquement le septum interventriculaire. Le deuxième signe ECG de cette pathologie est donc une augmentation de l'onde Q dans les dérivations précordiales de V1 à V3 = aspect de pseudonécrose (= peut mimer un infarctus du myocarde ancien).

Les autres signes de CMH sont :

- HVG, plutôt de type systolique
- Signes d'hypertrophie auriculaire gauche

13 - LE SEGMENT ST

Normalement, ce segment est iso-électrique.

Il peut être sous-décalé ou sus-décalé.

PRINCIPALES CAUSES DE SUS-DECALAGE DU SEGMENT ST :

- Péricardite
- Anévrisme du ventricule gauche
- Repolarisation précoce
- Infarctus du myocarde
- Spasme coronarien (Angor de Prinzmetal)
- Syndrome de Brugada

PRINCIPALES CAUSES DE SOUS-DECALAGE DU SEGMENT ST :

- Angor
- Médicament
- HVG systolique
- Hypokaliémie
- Miroir d'un infarctus aigu du myocarde

SUS- DECALAGE DU SEGMENT ST

1. PERICARDITE

La péricardite correspond à une inflammation de l'enveloppe du cœur qui est dénommée péricarde. Cette inflammation peut s'accompagner ou non de liquide autour du cœur. Les anomalies ECG observées au cours de cette pathologie sont :

- Sous-décalage du segment PQ. Ce sous-décalage correspond à l'enregistrement de la repolarisation auriculaire que l'on ne voit pas sur un ECG normal.

- Sus-décalage du segment ST : ce sus-décalage diffère de celui de l'infarctus du myocarde car il est concave vers le haut, il est diffus sur les différentes dérivations de l'ECG et il n'existe pas de signe en miroir.

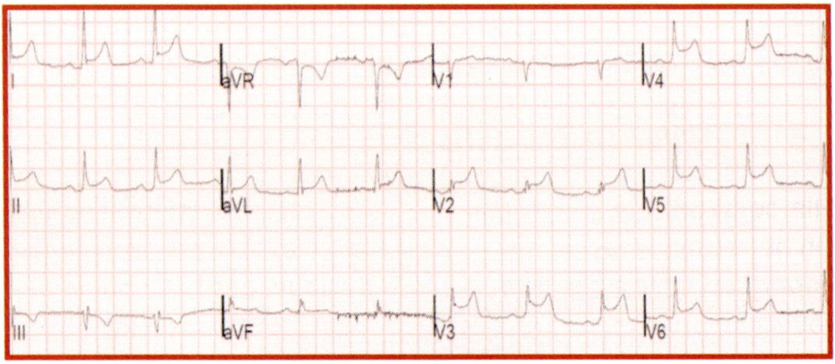

Péricardite aiguë
Fréquence ≈ 60/min, régulière,
QRS fins, morphologie normale
Sus décalage du ST, diffus, concave en haut, sans signe en miroir
Onde T positive, ample de V3 à V6

- Par la suite le sus-décalage diminue et les ondes T commencent à s'aplatir.
- Puis le sus-décalage disparaît et les ondes T deviennent négatives.
- Enfin l'ECG revient à la normale (Tétrade d'Holtzmann).

S'il existe beaucoup de liquide autour du cœur, celui-ci va changer d'axe à chaque contraction cardiaque. A l'ECG on aura donc un microvoltage (lié à la présence de liquide autour du cœur) et une « alternance électrique » c'est-à-dire une modification de l'amplitude du complexe QRS sur chaque cycle.

L'alternance électrique (signe de gravité de tamponnade) correspond au swinging heart (cœur dansant dans l'épanchement). Les QRS ont une taille différente avec une variation d'amplitude et/ou de morphologie des complexes QRS alors que l'axe des QRS et la fréquence restent stables.

2. ANEVRISME DU VENTRICULE GAUCHE

Il complique environ 10 % des IDM. La persistance d'un sus-décalage ST plus de 3 semaines après l'IDM signe la présence d'un anévrisme.

Le sus-décalage ST est localisé à l'endroit de l'anévrisme.

3. REPOLARISATION PRECOCE

Elle se situe principalement sur les dérivations inféro-latérales. On ne retrouve pas de miroir. Le sus-décalage ST est souvent peu important. Il n'y a pas de douleur thoracique. Ces ECG sont le plus souvent des variations de la normale. On les retrouve souvent chez de jeunes athlètes. Toutefois, certains aspects de repolarisation précoce peuvent être associés à des morts subites comme dans le syndrome de Brugada.

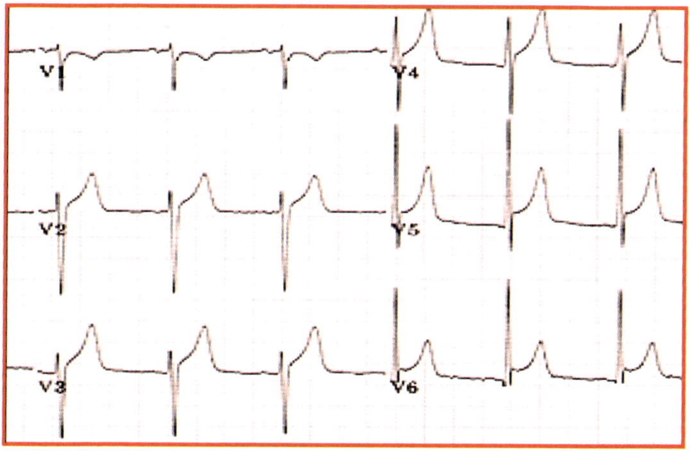

Repolarisation précoce :
Fréquence ≈ 60/min, régulière,
Onde P normale, espace PR normal
QRS fins, morphologie normale
Léger sus-décalage du ST
(patient de 20 ans, asymptomatique)

4. INFARCTUS DU MYOCARDE = LESION SOUS-EPICARDIQUE

Explication du sus-décalage du segment ST

Lorsqu'il existe une ischémie importante du myocarde il y a une modification du potentiel d'action myocardique. Ce potentiel diminue en intensité du fait de l'activation de canaux hyperpolarisants = canaux $K^{+}_{(ATP)}$ (secondaire à la diminution de l'apport en O_2). Toutefois ces canaux ne sont présents qu'au niveau de l'épicarde. Il se crée donc un gradient au moment de la repolarisation entre l'endocarde et l'épicarde qui est responsable d'un sus-décalage du segment ST (schéma 47). C'est ce que l'on observe au cours d'une phase aiguë d'infarctus du myocarde. Par ailleurs ces signes électrocardiographiques se produisent en regard du territoire cardiaque où se produit l'infarctus. Comme il existe un sus-décalage en regard de la zone d'infarctus, il va exister de manière symétrique dans les dérivations opposées à l'infarctus un sous-décalage du segment ST = « image en miroir ».

Par exemple, pour un infarctus antérieur le sus-décalage sera dans les dérivations V1, V2, V3 et un sous-décalage sera présent dans les dérivations inférieures (D2, D3, VF).

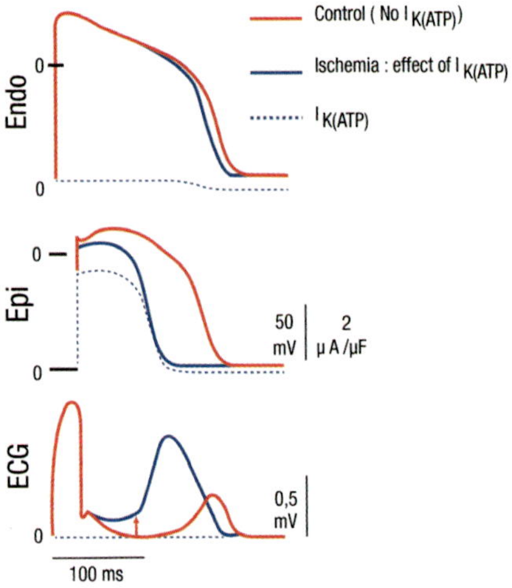

Schéma 47

L'infarctus du myocarde :

L'ECG est d'une importance fondamentale dans le diagnostic d'un infarctus du myocarde. L'infarctus correspond à l'occlusion d'une artère du cœur (artère coronaire).

Sur l'ECG on observera des aspects différents suivant le délai du début de l'infarctus.

Dans les premières minutes qui suivent un infarctus on observe une ischémie sous-endocardique (première région du cœur à souffrir de l'absence d'oxygène) = onde T ample et positive dans le territoire de l'infarctus.

Après 30 minutes apparaît un courant de lésion sous-épicardique. On aura donc à l'électrocardiogramme un sus-décalage du segment ST, convexe vers le haut, appelé « onde de Pardee ». La particularité dans l'infarctus est que ces signes ECG seront localisés sur les électrodes correspondant au territoire de l'infarctus. On aura donc un sus-décalage du segment ST en regard de l'infarctus et un sous-décalage dans les dérivations opposées à l'infarctus = signe en miroir++.

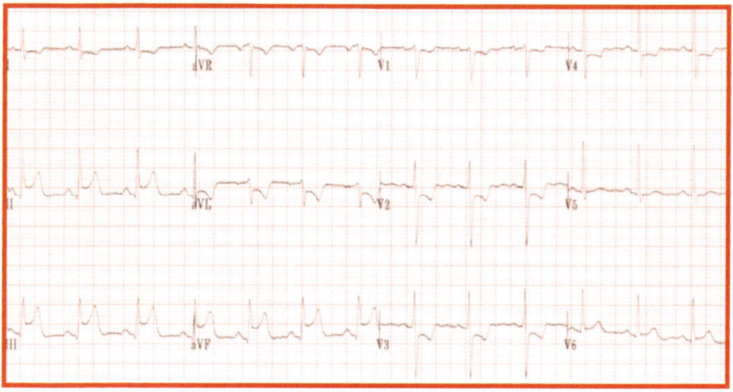

IDM inférieur :
Fréquence ≈ 60/min, régulière. Axe normal
onde P normale, espace PR normal
QRS fins, sus-décalage du ST englobant l'onde T en inférieur
(D2, D3, aVF) → IDM inférieur
Sous ST en miroir en antéro-latérale

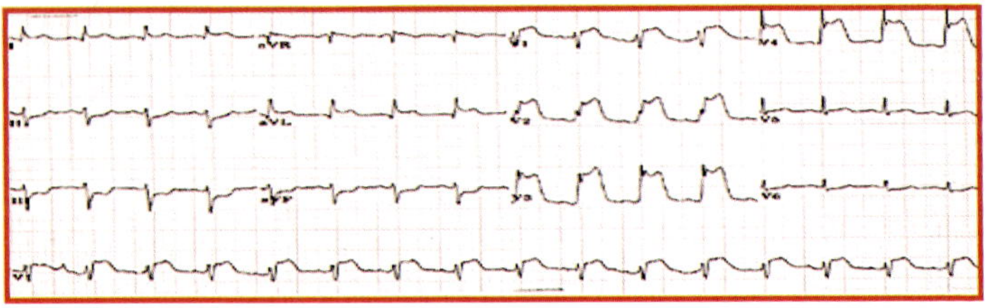

IDM antérieur :
Fréquence ≈ 100/min, régulière.
Axe gauche
onde P normale, espace PR normal
QRS fins, sus-décalage du ST englobant l'onde T en antéro-septal
(V1, V2, V3 et V4) → IDM antéro-septal
Sous décalage ST en miroir en inférieur

Par exemple pour un infarctus antérieur le sus-décalage sera dans les dérivations V1, V2, V3 et un sous-décalage sera présent dans les dérivations inférieures (D2, D3, VF).

A partir de la 6ème heure après le début de l'infarctus, le sus-décalage du segment ST diminue et apparaît l'onde Q de nécrose (cf. chapitre précédent). Le sus-décalage du segment ST diminue progressivement les jours suivants mais l'onde Q de nécrose ne disparaît pas. Il est néanmoins possible que le sus-décalage du segment ST persiste et s'il persiste au delà de 3 semaines après l'infarctus il faut suspecter une dilatation persistante du ventricule gauche (anévrysme).

Parallèlement à l'apparition de l'onde Q, il va se constituer une ischémie sous-épicardique avec une onde T négative dans le territoire de l'infarctus, qui pourra ou non régresser avec le temps.

L'infarctus du myocarde et bloc de branche gauche (BBG) :

La présence d'un BBG rend difficile le diagnostic électrocardiographique d'un infarctus du myocarde. Le meilleur signe ECG d'infarctus à la phase aiguë lorsqu'il existe un BBG est la présence d'un sus-décalage du segment ST en V5-V6 ou un sous-décalage de ST en V1-V2. En effet, dans un BBG l'axe du QRS est toujours inversé par rapport à celui de la repolarisation. Si ce n'est pas le cas on peut donc fortement évoquer un infarctus en phase aiguë. Par ailleurs si on dispose d'un électrocardiogramme ancien, des modifications du segment ST de plus de 2 mm sont aussi en faveur d'une ischémie aiguë.

Pour la séquelle d'infarctus, le meilleur signe ECG est la présence d'une onde Q en V5-V6 puisque celle-ci n'existe pas normalement dans un BBG. Le signe de Cabrera qui correspond au crochetage de la branche ascendante du QS en V1-V2 (séquelle d'un infarctus antérieur) est un signe de sensibilité et de spécificité médiocre.

5. SPASME CORONARIEN (ANGOR DE PRINZMETAL)

L'angor de Printzmetal correspond à la contraction brutale d'une artère coronaire (= spasme), qui disparaît rapidement. On observe un courant de lésion sous-épicardique (sus-décalage du segment ST). Les troubles de conduction ou du rythme sont fréquents.

Il n'y a donc pas de nécrose et donc pas d'onde Q par la suite.

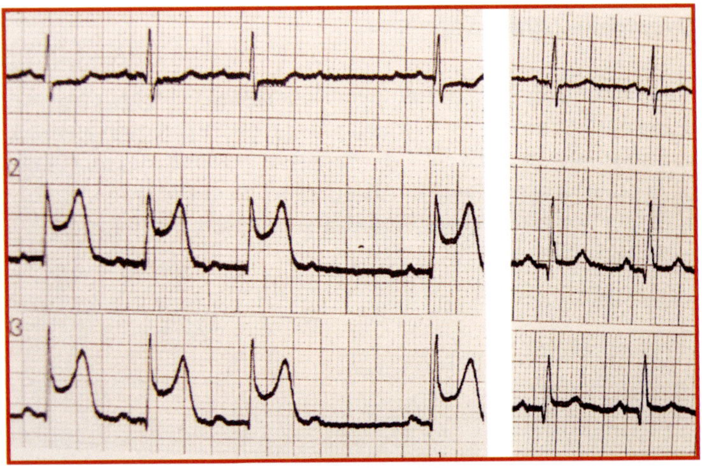

Angor de Prinzmetal :
ECG de gauche : pendant la crise
Fréquence ≈ 75/min, irrégulière,
Onde P normale, espace PR augmentant progressivement jusqu'à un bloc → BAV II Mobitz I
QRS fins,
Sus ST concave en haut en DII, DIII → lésion sous épicardique en inférieur
ECG de droite : 15' après : normal

6. SYNDROME DE BRUGADA

Il s'agit d'une maladie génétique touchant la phase 0 du potentiel d'action de la cellule cardiaque (mutation d'un canal sodique).

Le risque essentiel de cette anomalie est la survenue brutale d'une fibrillation ventriculaire (= arrêt cardiaque)

Ce syndrome se caractérise à l'ECG par un aspect de pseudo-BBDt avec une ascension du point J (J = jonction = dernier point du QRS) et un sus-décalage du segment ST en V1-V2.

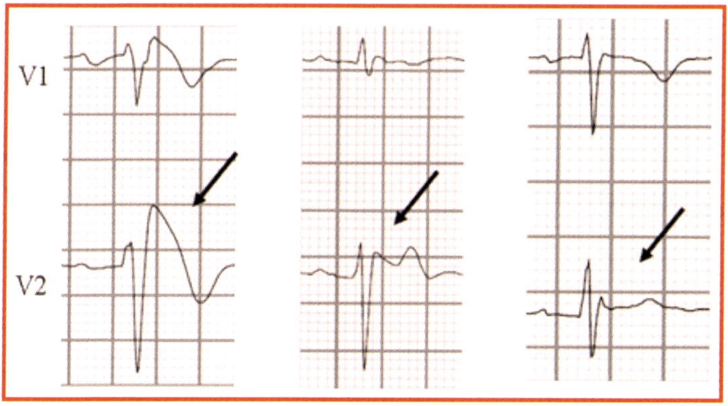

Aspect de type 1 en dôme — *Aspect de type 2 en selle* — *Aspect de type 3 (type 2 sans ascension du point J)*

⊙ SOUS - DECALAGE DU SEGMENT ST

1. ANGOR = LESION SOUS-ENDOCARDIQUE

La physiopathologie du sous-décalage du segment ST n'est pas parfaitement connue. Il semblerait que ce sous-décalage corresponde à un gradient électrique se produisant entre l'épicarde sain et l'endocarde lésé, qui se traduirait par un sous-décalage du segment ST en regard du territoire cardiaque malade.

L'angor correspond à un stade moins grave que l'infarctus du myocarde. Dans ce cas l'artère du cœur n'est pas bouchée mais seulement rétrécie. On observe donc différentes anomalies au niveau de la repolarisation sur l'ECG : ischémie sous-épicardique, plus rarement sous-endocardique, courant de lésion sous-endocardique. Il n'existe pas de signe en miroir.

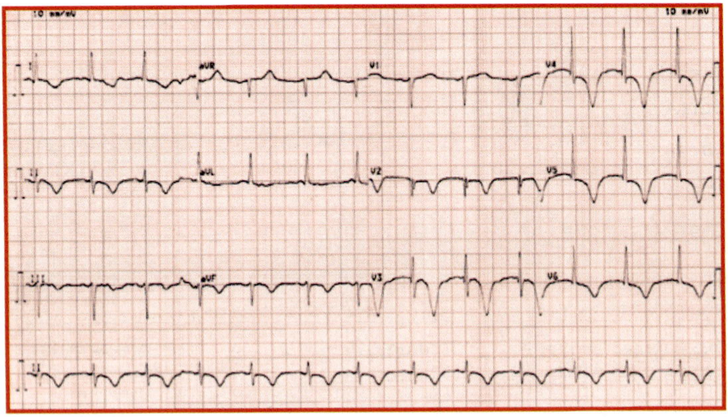

Ischémie sous-épicardique antérieure étendue :
Fréquence ≈ 75/min, régulière,
Axe gauche
Onde P normale, espace PR normal
QRS fins,
Onde T négative asymétrique de V2 à V6

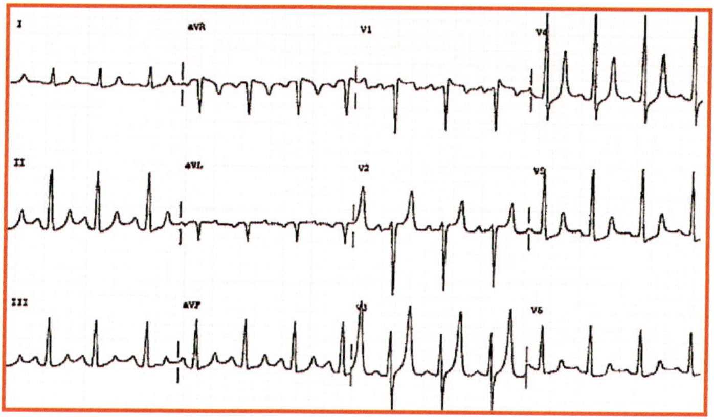

Ischémie sous endocardique antéro-septo-apicale :
Fréquence ≈ 9/min, régulière,
Onde P normale, espace PR normal, QRS fins,
Onde T ample et positive de V2 à V4

2. MEDICAMENTS

Il s'agit principalement de la digoxine et de la quinine (et ses dérivés).

La quinine provoque un sous-décalage du segment ST non cupuliforme.

Les digitaliques

Ces médicaments sont des antiarythmiques, dont le mécanisme d'action est de bloquer la pompe Na+/K+, qui permet de faire sortir des ions Na+ de la cellule et faire rentrer des ions K+ dans la cellule cardiaque (pour maintenir le potentiel électrique de repos).

En bloquant le canal Na+/K+ il va y avoir une augmentation du calcium intracellulaire (schéma 48) qui aboutit à un effet inotrope positif (augmentation de la contractilité cardiaque) et un effet bathmotrope positif (augmentation de l'excitabilité cardiaque). Cette augmentation du calcium intracellulaire va entraîner une hyperactivation du nerf vague (effet vagal) au niveau cardiaque, avec effet chronotrope négatif (diminution de la fréquence cardiaque) et effet dromotrope négatif (diminution de la conduction cardiaque).

Effets des digitaliques :

- Inotrope +
- Bathmotrope +
- Chronotrope –
- Dromotrope -

Mécanisme de l'effet des digitaliques

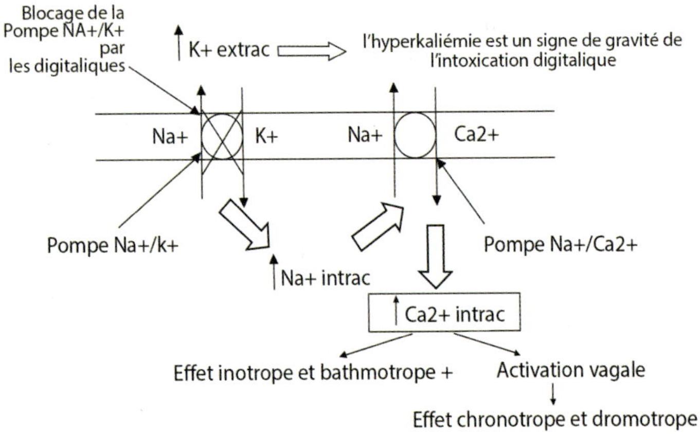

Schéma 48

Sur un ECG l'imprégnation digitalique va entraîner une bradycardie sinusale, un raccourcissement du QT (augmentation du calcium intracellulaire) et un sous-décalage du segment ST en cupule = « cupule digitalique ».

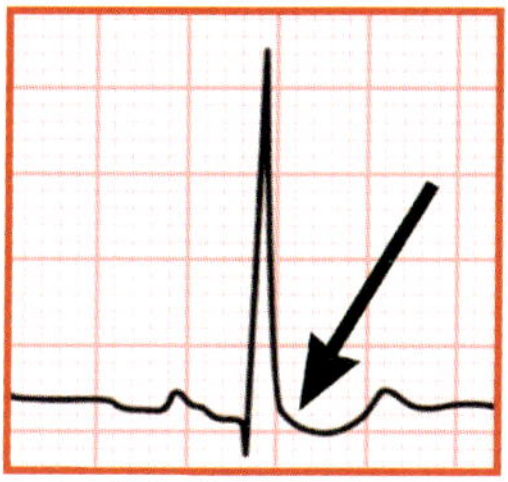

Cupule digitalique du segment ST

Les signes ECG d'un surdosage en digitalique (différents des signes d'imprégnation) sont :

- Des **troubles conductifs pathologiques** (BSA, BAV)
- Paradoxalement, des troubles du rythme (les digitaliques sont bathmotropes positifs) avec tachycardie atriale évocatrice d'un surdosage en digitalique, et trouble du rythme ventriculaire à type de tachycardie ventriculaire bidirectionnelle.

Les signes cliniques qui accompagnent l'intoxication sont :

- Anorexie, vomissements, douleur abdominale, trouble de la vision
- Attention à la kaliémie ++++ (hyperkaliémie)

3. HVG DE SURCHARGE (SYSTOLIQUE)

Elle s'accompagne de trouble de la repolarisation secondaire avec un sous-décalage du segment ST et parfois une inversion des ondes T.

4. HYPOKALIEMIE

Elle s'accompagne entre autre d'un sous-décalage du ST. Elle est développée dans le chapitre sur les ondes T (page 123.)

5. MIROIR D'UN INFARCTUS AIGU DU MYOCARDE

Il faut toujours vérifier devant un sous-décalage du segment ST qu'il ne s'agit pas d'un miroir d'un sus-décalage du segment ST dans les dérivations opposées++++++++++++.

14 - ANOMALIES DE L'INTERVALLE QT

La mesure du segment QT sur l'ECG donne des renseignements sur la repolarisation cardiaque.

La repolarisation cardiaque est essentiellement liée à la sortie d'ions K+ de la cellule cardiaque. Lorsque le segment QT s'allonge cela veut dire que la repolarisation se fait difficilement.

L'intervalle QT est par ailleurs directement relié à la fréquence cardiaque (plus la fréquence cardiaque augmente et plus l'intervalle QT se raccourcit). Pour s'affranchir de la fréquence cardiaque dans la mesure du segment QT, on utilise la formule de Bazett qui permet de calculer le QT corrigé en fonction de la fréquence cardiaque :

QTc = QT mesuré/√RR,
l'intervalle RR étant l'intervalle mesuré entre 2 ondes R.

L'intervalle QT est normalement compris entre 0,30 s et 0,45 s.

PRINCIPALES CAUSES DE QT COURT (< 0,30 s) :

- Hypercalcémie
- Imprégnation digitalique
- Hyperthermie
- Syndrome du QT court congénital

PRINCIPALES CAUSES DE QT LONG (> 0,45 s) :

- Hypocalcémie
- Hypokaliémie
- Médicaments +++
- Syndrome du QT long congénital
- Hypothermie

⊙ RACCOURCISSEMENT DU QT

1. HYPERCALCEMIE

Le QT est court car la repolarisation ventriculaire est anormalement rapide.

Les autres signes d'hypercalcémie :

- Tachycardie sinusale
- Trouble du rythme ventriculaire
- Elargissement du QRS

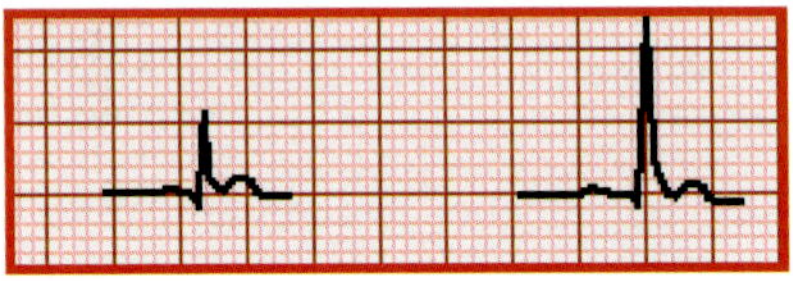

2. IMPREGNATION DIGITALIQUE

Le traitement par digitalique est détaillé page 113.

3. HYPERTHERMIE

4. SYNDROME DU QT COURT CONGENITAL

Ce syndrome a été récemment décrit dans le cas de morts subites récupérées. Il semble prédisposer à la survenue de troubles du rythme ventriculaires graves notamment à type de torsade de pointe, comme dans le QT long.

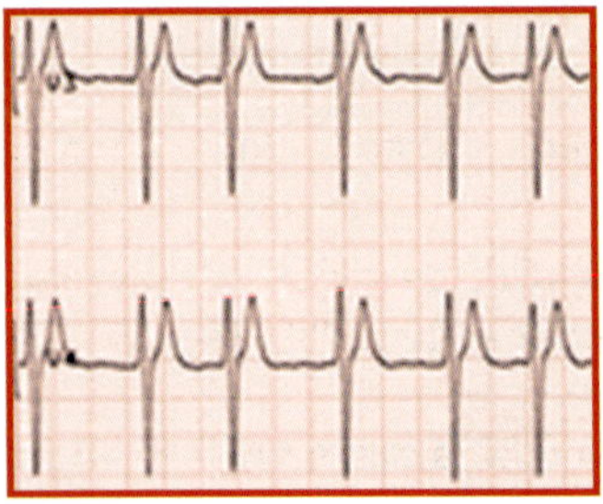

QT court : QT corrigé < 300 ms

⊙ ALLONGEMENT DU QT

L'allongement du QT augmente le risque de torsade de pointe et donc de mort subite.

1. HYPOCALCEMIE

Le principal signe ECG est l'allongement du QT.

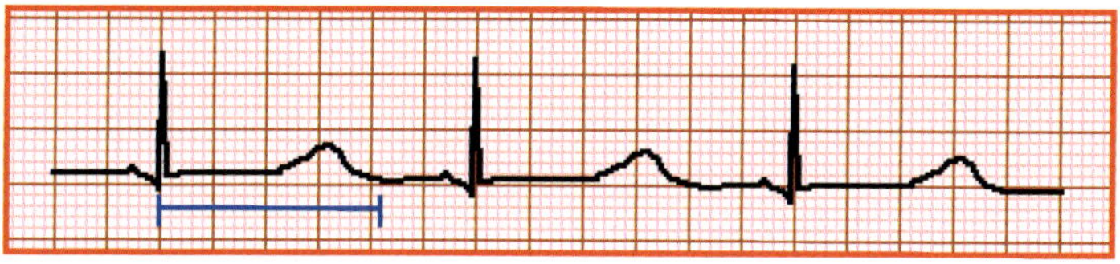

2. L'HYPOKALIEMIE

Elle correspond à la baisse du taux de potassium de l'organisme. Cette baisse va diminuer l'activité des canaux potassiques cardiaques. Ceci aura pour conséquence d'allonger la repolarisation, ce qui se traduit à l'ECG par un allongement de l'intervalle QT. Comme on l'a déjà vu, cet allongement peut s'accompagner de l'apparition d'une onde U et de l'apparition de trouble du rythme ventriculaire de type torsade de pointe. Enfin, il peut exister un sous-décalage du segment ST diffus avec des ondes T négatives.

Par ailleurs l'hypokaliémie augmente l 'excitabilité des cellules cardiaques, ce qui favorise les troubles du rythme notamment les troubles du rythme auriculaire : fibrillation auriculaire, flutter auriculaire et tachycardie atriale.

3. MEDICAMENTS

Tous ces médicaments ont en commun de bloquer la phase 3 du potentiel d'action :

- Antiarythmiques de classe Ia, III, Sotalol (bêta-bloquant avec activité de classe III), Bepridil (Cordium®, inhibiteur calcique)
- Antibiotiques de la classe des macrolides, quinolones
- Antihistaminiques
- Antidépresseurs tricycliques

- Cette liste n'est pas exhaustive (se reporter au site www.crediblemeds.org pour l'ensemble des médicaments allongeant le QT). A noter que les béta-bloquants n'allongent pas l'intervalle QT.

4. SYNDROME DU QT LONG CONGENITAL

Il existe deux syndromes héréditaires avec un QT long congénital :

- Syndrome de Romano-Ward
- Syndrome de Jervell-Lange-Nielsen (avec une surdité congénitale)

Ces deux syndromes exposent au risque de syncope et mort subite.

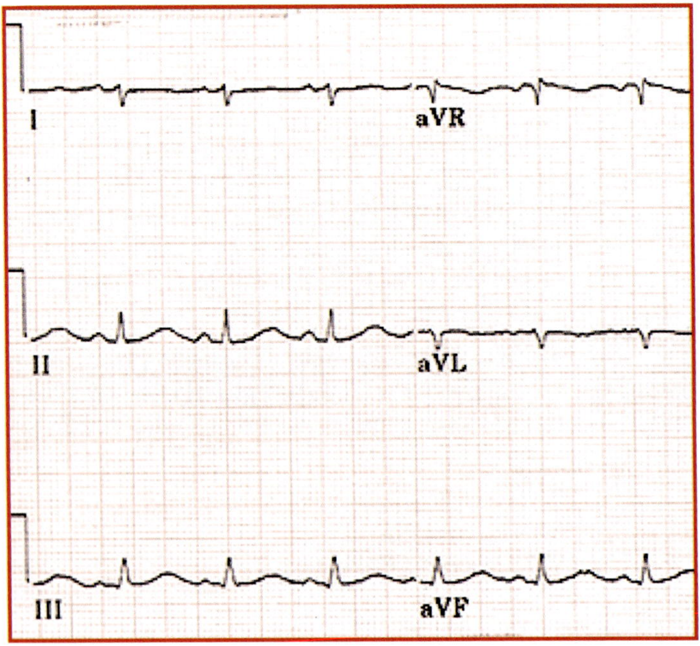

QT long :
QT > 0,45 chez un patient atteint par le syndrome de Romano-Ward

5. HYPOTHERMIE

Les signes électrocardiographiques de l'hypothermie sont :

- Bradycardie sinusale
- Modification de la morphologie du QRS avec présence d'une onde J d'Osborn
- Allongement du QT.
- Il est possible d'observer des troubles du rythme ventriculaires graves (TV, FV)

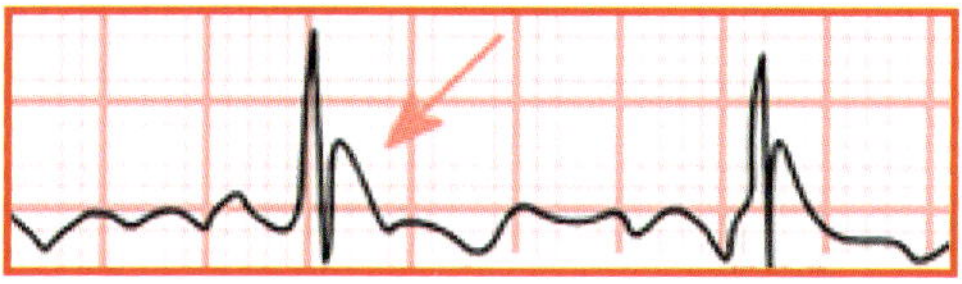

Onde J d'Osborn

15 - ONDE T

Elle correspond à la repolarisation ventriculaire. Elle est normalement positive sur l'ECG (sauf en aVR). Elle ne doit pas être plus grande que la moitié de la hauteur du QRS.

Les anomalies de l'onde T peuvent être : onde T trop grande, trop petite ou inversée.

PRINCIPALES CAUSES D'ONDE T TROP AMPLE :

- Hyperkaliémie
- Infarctus du myocarde

PRINCIPALES CAUSES D'ONDE T INVERSEE :

- Hypokaliémie
- Péricardite
- Ischémie myocardique
- Infarctus du myocarde
- Hypertrophie ventriculaire gauche systolique
- Intoxication digitalique
- Bloc de branche
- Embolie pulmonaire
- Cardiomyopathie Hypertrophique (CMH)

⊙ ONDE T TROP AMPLE

Elles sont supérieures à la moitié de la hauteur du QRS.

1. HYPERKALIEMIE

Au contraire de l'hypokaliémie, l'hyperkaliémie va bloquer la phase de dépolarisation rapide du potentiel d'action. On observera donc un élargissement des complexes QRS avec possibilité de survenue de troubles conductifs de toutes sortes : BSA, BAV de bas ou de haut degré, et risque d'asystolie.

On peut aussi observer des troubles de repolarisation à type de grandes ondes T pointues et positives (surtout dans les dérivations précordiales).

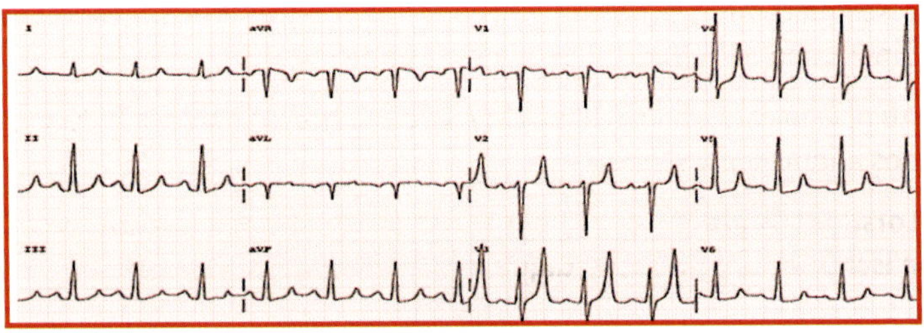

Hyperkaliémie :
Fréquence ≈ 60/min, régulière,
QRS larges
Onde T ample, pointue

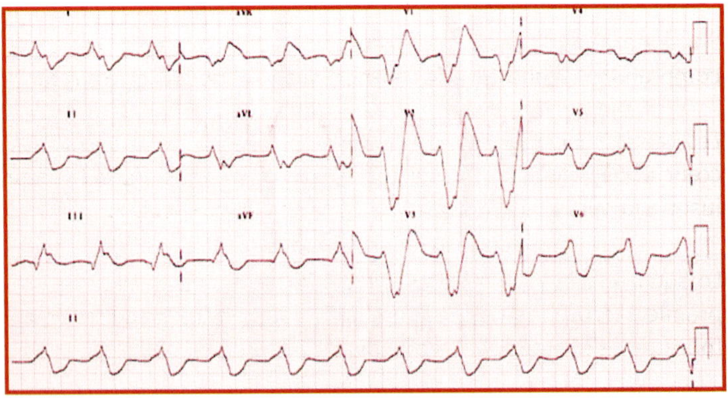

Ischémie sous-endocardique :
Fréquence ≈ 75/min, régulière,
Onde P normale
Onde T ample, pointue de V2 à V4

Enfin on peut observer des troubles du rythme ventriculaire grave, type tachycardie ventriculaire ou fibrillation ventriculaire

Donc l'hyperkaliémie est potentiellement plus grave que l'hypokaliémie.

2. INFARCTUS DU MYOCARDE ET ISCHEMIE SOUS-ENDOCARDIQUE

L'ischémie correspond à la souffrance d'un organe, secondaire à la diminution de l'apport d'oxygène à son niveau.

Au niveau cardiaque, cette ischémie peut être dépistée à l'ECG par des anomalies de l'onde T.

Lorsque l'onde T est ample pointue et symétrique on parle d'ischémie sous-endocardique.

Un moyen mnémotechnique pour s'en souvenir est de penser que le « d » d'endocardique est dirigé vers le haut et que le « p » d'épicardique est dirigé vers le bas.

En dehors du moyen mnémotechnique il est plus facile de comprendre l'explication de ces modifications pour bien les retenir.

Les vaisseaux cardiaques se trouvent au niveau de la surface du cœur = « épicarde » et se distribuent en pénétrant dans le cœur jusqu'à la partie interne du cœur appelée « endocarde ».

Lorsqu'il existe une diminution de la perfusion cardiaque, les premiers territoires à être atteints sont les territoires endocardiques (puisque ce sont les plus profonds).

L'onde T correspond à la repolarisation du myocarde qui se fait de l'épicarde vers l'endocarde.

Donc s'il existe une atteinte endocardique (= ischémie endocardique), la repolarisation va se faire dans le bon sens mais de manière plus lente = onde T ample, positive et pointue.

En cas d'infarctus, on observe un sus-décalage du segment ST englobant une grande onde T ample : onde de Pardee.

Les grandes ondes T peuvent également être favorisées au cours de l'IDM par l'hyperkaliémie locale secondaire à la nécrose des cellules myocardiques.

⊙ ONDE T INVERSEE

La présence d'onde T inversée peut être normale dans certaines dérivations : en aVR et parfois en V1 (dérivations droites)

1. HYPOKALIEMIE

Elle correspond à la baisse du taux de potassium de l'organisme. Cette baisse va diminuer l'activité des canaux potassiques cardiaques.

Ceci aura pour conséquence d'allonger la repolarisation, ce qui se traduit à l'ECG par un allongement de l'intervalle QT. Comme on l'a déjà vu, cet allongement peut s'accompagner de l'apparition d'une onde U et de l'apparition de trouble du rythme ventriculaire de type torsade de pointe.

Enfin il peut exister un sous-décalage du segment ST diffus avec des ondes T petites puis négatives.

Par ailleurs l'hypokaliémie augmente l'excitabilité des cellules cardiaques ce qui favorise les troubles du rythme notamment les troubles du rythme auriculaires : fibrillation auriculaire, flutter auriculaire et tachycardie

En Résumé :
Hypokaliémie = Hyperexcitabilité
Hyperkaliémie = Hypoexcitabilité

2. PERICARDITE

En cas de tamponnade, les QRS sont microvoltés et les ondes T sont aplaties.

3. ISCHEMIE MYOCARDIQUE SOUS-EPICARDIQUE

S'il existe une ischémie sous-épicardique (plus grave que la sous-endocardique), la repolarisation commencera par l'endocarde puisque l'épicarde est malade. L'onde T sera donc inversée (Schéma 49).

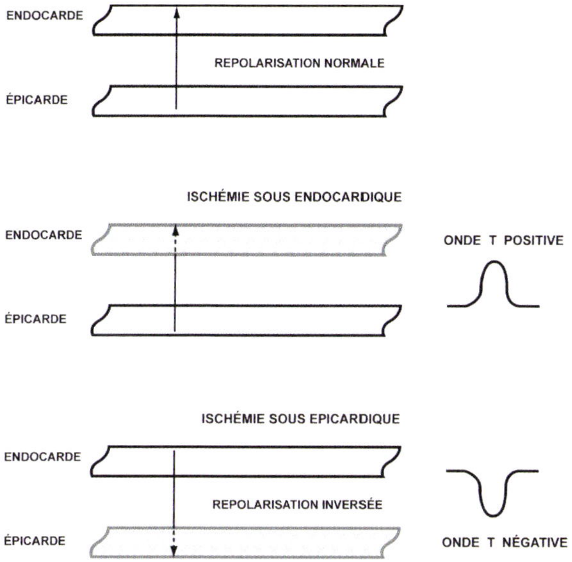

Schéma 49

4. INFARCTUS DU MYOCARDE

L'inversion des ondes T peut également s'observer au cours d'un IDM.

Lorsque l'IDM est associé à une onde Q de nécrose (vu tardivement), l'inversion de l'onde T accompagne le retour à la ligne iso-électrique du ST et peut persister plusieurs années.

5. HYPERTROPHIE VENTRICULAIRE SYSTOLIQUE

Elle s'accompagne de trouble de la repolarisation avec un sous-décalage du ST et des ondes P inversées.

- En cas d'HVG → anomalies en D1, aVL, V5, V6
- En cas d'HVD → anomalies en V1, V2 et V3.

6. INTOXICATION DIGITALIQUE

L'imprégnation diminue la taille des ondes T voire peut les inverser.

Il est possible d'observer un aspect de cupule digitalique. Ces signes d'imprégnation sont à différencier des signes d'intoxication (cf page 113).

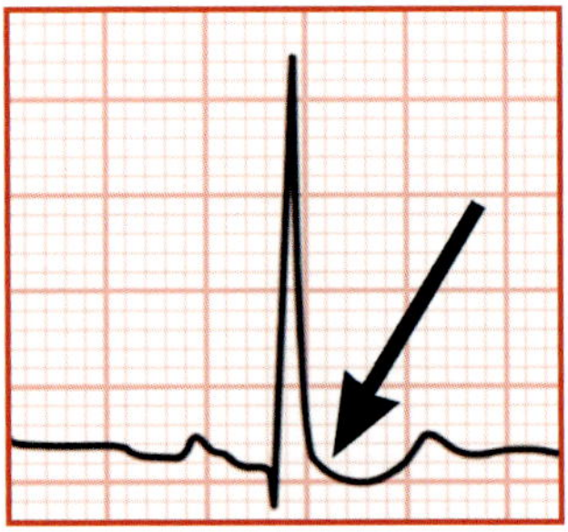

7. BLOC DE BRANCHE

Il est banal de constater des ondes T négatives, non pathologiques de V1 à V3 au cours du BBD et en V5-V6 au cours du BBG.

8. PERICARDITE

9. EMBOLIE PULMONAIRE

Ondes T négatives dans les dérivations droites = V1, V2 avec ischémie sous-épicardique. Cela s'observe dans les embolies pulmonaires graves et est secondaire à une ischémie du ventricule droit secondaire à sa dilatation.

10. CARDIOMYOPATHIE HYPERTROPHIQUE (CMH)

Cette maladie cardiaque se caractérise par une augmentation de l'épaisseur des parois cardiaques. Elle peut être secondaire à un obstacle à l'éjection du ventricule gauche comme le rétrécissement aortique ou l'hypertension artérielle ou alors primitive (maladie génétique).

Dans une forme particulière de cette maladie qui est une forme touchant particulièrement l'apex du ventricule gauche = CMH apicale, il est possible d'observer des grandes ondes T amples et négatives de V2 à V4.

Les autres signes habituels d'une CMH sont :

- HVG, plutôt de type systolique
- Augmentation de l'onde Q dans les dérivations précordiales de V1 à V3 = aspect de pseudonécrose (= peut mimer un infarctus du myocarde ancien).
- Signes d'hypertrophie auriculaire gauche

16 - L'ONDE U

Elle suit l'onde T et présente la même polarité.
Elle n'est pas toujours vue et s'observe plus facilement en antérieur (V2, V3 et V4).
Elle sont normalement petite.

Les principales causes d'onde U sont les mêmes que celles de l'allongement du QT :

PRINCIPALES CAUSES D'ONDE U TROP AMPLE :

- Hypokaliémie
- Hypocalcémie
- Médicaments allongeant le QT

L'explication physiopathologique de cette onde n'est pas clairement établie.

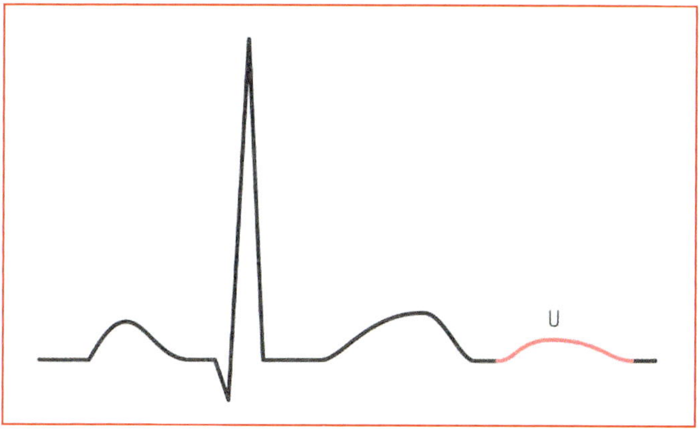

Schéma 50

ONDE U AMPLE

1. HYPOKALIEMIE

Elles accompagnent les autres modifications ECG :

- Sous-décalage du ST
- Diminution des ondes T

2. HYPOCALCEMIE

Elle provoque principalement un allongement du QT mais elle peut aussi donner des ondes U amples

3. MEDICAMENTS ALLONGEANT LE QT

Tous les traitements allongeant le QT peuvent provoquer l'apparition d'une onde U.

A noter qu'il est parfois difficile de différencier l'onde T de l'onde U dans le cas d'un aplatissement de l'onde T. Il faut dans ce cas penser à regarder l'ensemble des dérivations et en général on arrive à différencier ces 2 ondes.

17 - FICHES FLASH

Les valeurs normales de ces intervalles sont :

Intervalle, Onde	Normale
P	< 0,12 sec
PR	0,12 – 0,2 sec
QRS	< 0,08 sec
QT	0,3 – 0,45 sec

Localisation	Dérivations
Ventricule droit	V3R, V4R, VR, V1, V2
Paroi antérieure du VG	V1, V2, V3
Apex du VG	V4
Paroi latérale basse du VG	V5, V6
Paroi latérale haute du VG	D1, VL
Paroi inférieure du VG	D2, D3, VF
Paroi postérieure (ou basale) du VG	V7, V8, V9

Troubles de la conduction

<table>
<tr><td rowspan="2">BAV 1</td><td>allongement constant de l'espace PR > 0,20 s.
chaque complexe QRS est précédé par une onde P</td><td>ralentissement constant de la conduction auriculo-ventriculaire</td></tr>
<tr><td colspan="2">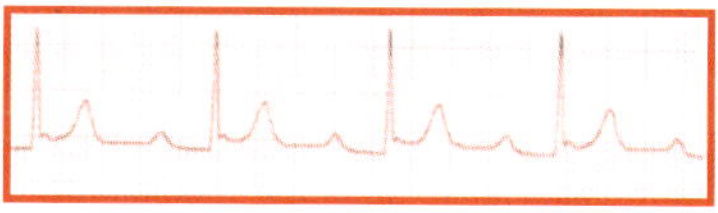</td></tr>
</table>

<table>
<tr><td rowspan="2">BAV 2 Mobitz 1

(ou périodes de Luciani-Wenckebach)</td><td>allongement progressif de l'intervalle PR jusqu'à ce que l'onde P soit bloquée

L'intervalle RR n'est pas régulier</td><td>allongement progressif de la conduction auriculo-ventriculaire

bloc nodal bénin car le nœud auriculo-ventriculaire (NAV) a des propriétés décrémentielles</td></tr>
<tr><td colspan="2">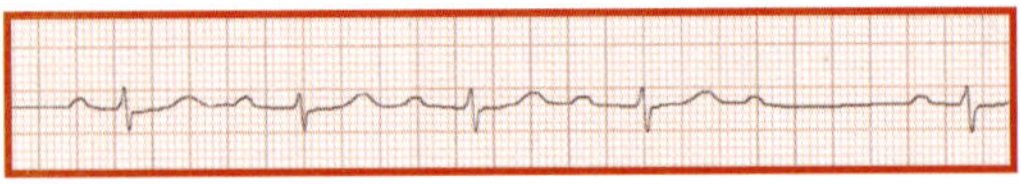</td></tr>
<tr><td>BAV 2 Mobitz 2</td><td>espace PR constant et de temps en temps une onde P qui n'est pas suivie par un complexe QRS

2/1, 3/1, 4/1…</td><td>blocage complet et intermittent de la conduction auriculo-ventriculaire

bloc infra-nodal (faisceau de HIS) avec risque de BAV complet car la conduction infra-hissienne se fait en mode on/off</td></tr>
<tr><td rowspan="2">BAV 2/1</td><td>présence d'une onde P bloquée tous les 2 complexes de QRS

S'agit-il d'un BAV 2 mobitz 1 (l'espace PR ne s'allonge pas car une onde P sur 2 est bloquée) ou d'un BAV 2 mobitz 2 ? Seule l'exploration endo-cavitaire donne la réponse</td><td></td></tr>
<tr><td colspan="2">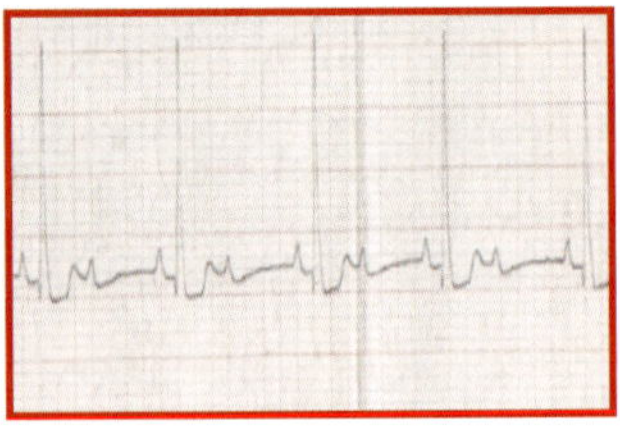</td></tr>
</table>

<table>
<tr>
<td rowspan="2">BAV 3 (ou BAV complet)</td>
<td>dissociation complète entre la survenue des ondes P et des complexes QRS = dissociation auriculo-ventriculaire complète.

L'intervalle RR est constant</td>
<td>blocage complet et permanent de la conduction auriculo-ventriculaire

Il faut regarder la FC et la largeur des QRS pour avoir une idée de l'ori gine du bloc ➔ plus la FC est lente et plus les QRS sont larges, plus le bloc est bas situé dans les voies de conduction infra-hissienne</td>
</tr>
<tr>
<td colspan="2">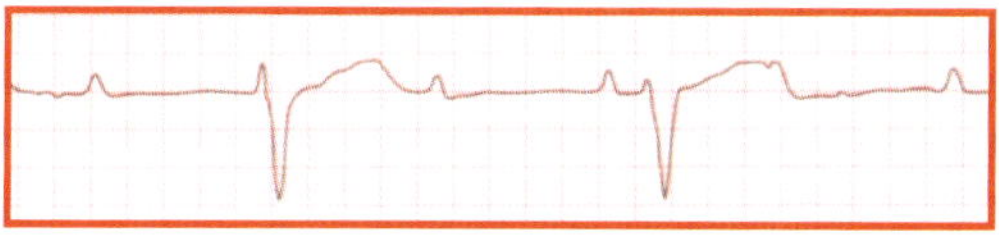
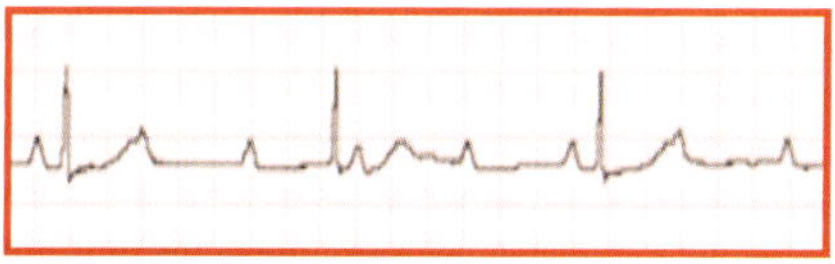</td>
</tr>
</table>

Blocs de branche et axes

<table>
<tr>
<td rowspan="2">BBD

(complet avec QRS > 120ms, in-complet avec QRS < 120ms)</td>
<td>Aspect rSR' en V1 et V2

Aspect RS en V5 et V6</td>
<td>La conduction normale est bloquée au niveau de la branche droite du faisceau de His

L'influx va donc descendre par la branche gauche et la dépolarisation du VD se fera à partir du VG</td>
</tr>
<tr>
<td colspan="2">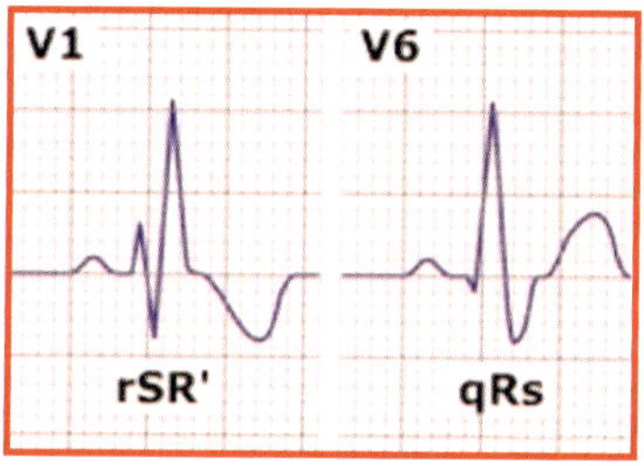
</td>
</tr>
<tr>
<td rowspan="2">BBG

(complet avec QRS > 120ms, in-complet avec QRS < 120ms)</td>
<td>Aspect QS en V1 et V2

Aspect RR' ou rsR' en V5 et V6

Le meilleur signe de BBG est l'absence d'onde Q en V5 et V6</td>
<td>la conduction normale est bloquée au niveau de la branche gauche du faisceau de His

l'influx va donc descendre par la branche droite et la dépolarisation du VG se fera à partir du VD</td>
</tr>
<tr>
<td colspan="2">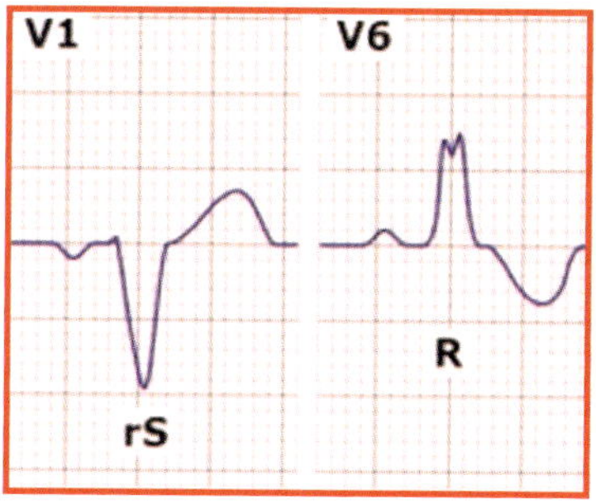
</td>
</tr>
</table>

Axe gauche	axe des QRS compris entre -30° et -90° QRS positif en DI et négatif en aVF	5 causes : BBG HBAG Séquelles IDM inférieur Voie accessoire inférieure (WPW) HVG
	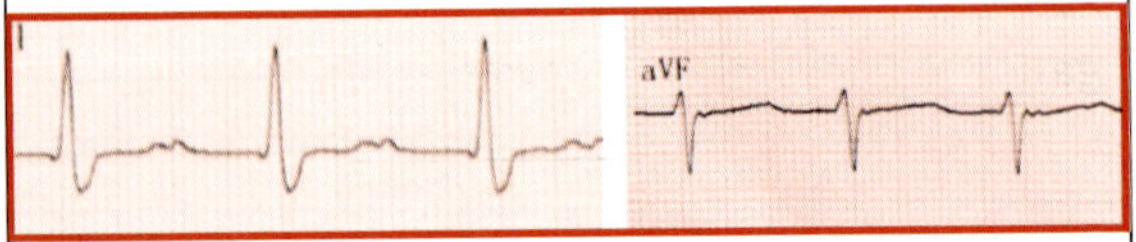	
Axe droit	Axe des QRS compris entre + 90° et + 180° QRS négatif en DI et positif en aVF	4 causes principales : Hypertrophie ventriculaire droite Séquelle d'IDM latérale HBPG Voie accessoire latérale (WPW) 2 causes à rechercher aussi : EP dextrocardie
	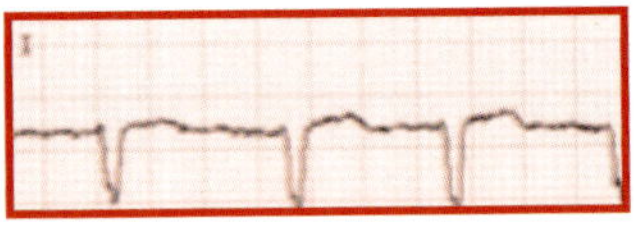 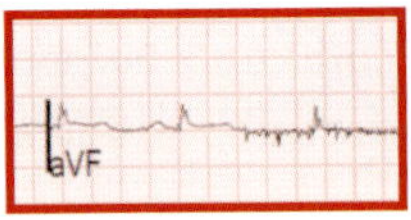	

Hypertrophie et ischémie

<table>
<tr>
<td rowspan="2">HVG (hyper-trophie ventri-culaire gauche)</td>
<td>Critère de Sokolow-Lyon > 35 mm (onde R en V5 ou V6 + onde S en V1 ou V2)

Critère de Cornell > 2.4 (onde R en DI + onde S en DIII x durée QRS)</td>
<td>Causes :

HTA

RAC

CMH</td>
<td></td>
</tr>
<tr>
<td colspan="2">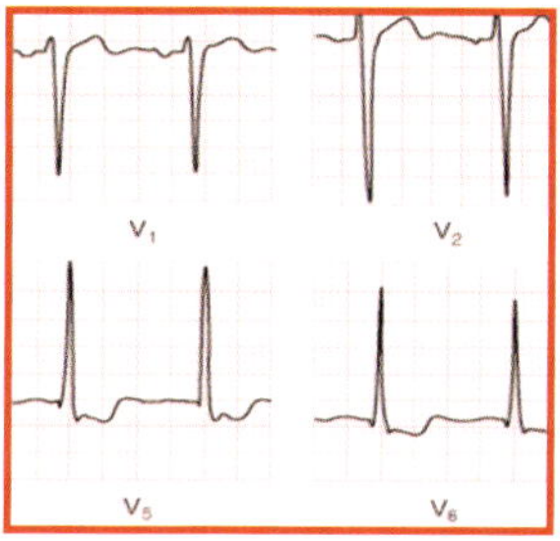
</td>
<td></td>
</tr>
<tr>
<td rowspan="2">HVD (hyper-trophie ventri-culaire droite)</td>
<td>Augmentation onde R en V1 et V2

Onde S profonde en V5-V6

Déviation axiale droite

Souvent HAD</td>
<td>Causes :

Cœur pulmonaire chronique

HTAP

Cardiopa-thies congé-nitales</td>
<td></td>
</tr>
<tr>
<td colspan="2">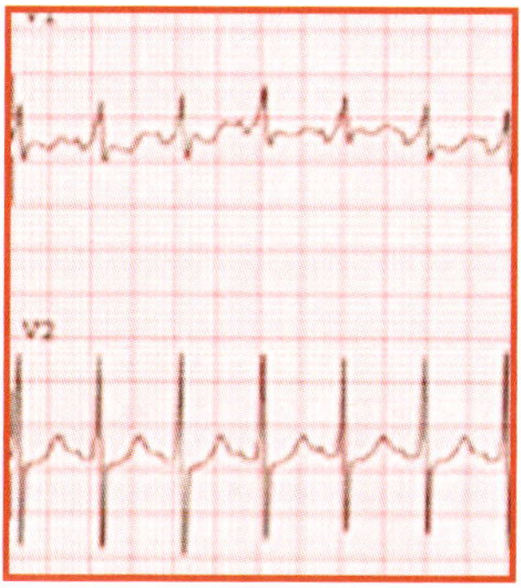
</td>
<td></td>
</tr>
</table>

HAG (hyper-trophie auri-culaire gauche)	onde P large (> 0.12s), d'abord positive puis négative = biphasique en V1 et bifide (double bosse) en V6 onde P plus large que haute	Causes : HTA Cardiopathie dilatée CMH RM++	
	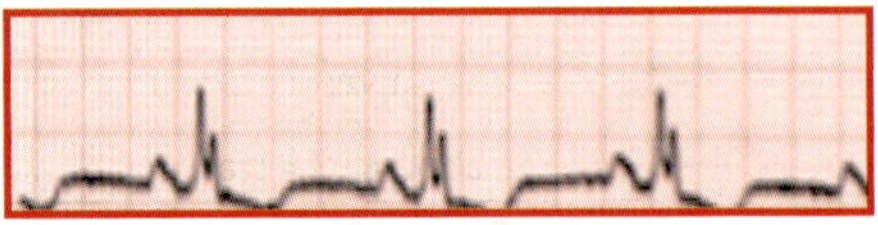		
HAD (hyper-trophie auri-culaire droite)	Grande onde P (> 3 mm) dans les dérivations droites et inférieurs (DII) Onde P plus haute que large	Causes : HTAP Cœur pulmonaire chronique Cardiopathies congénitales	
	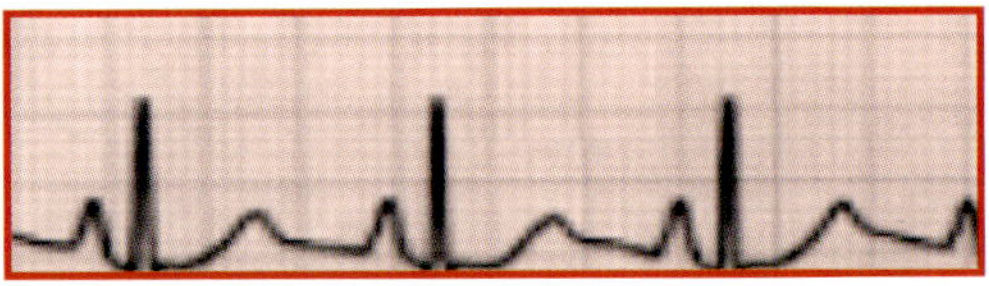		
Courant de lésion	**Sous-endocardique →** **Sous-épicardique →**	sous-décalage ST sus-décalage ST (onde de Pardee)	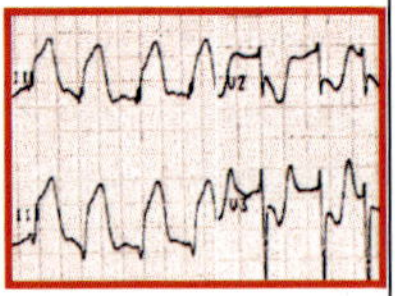
Ischémie	**Sous-endocardique →** **Sous-épicardique →**	Ondes T positives et symétriques Ondes T négatives	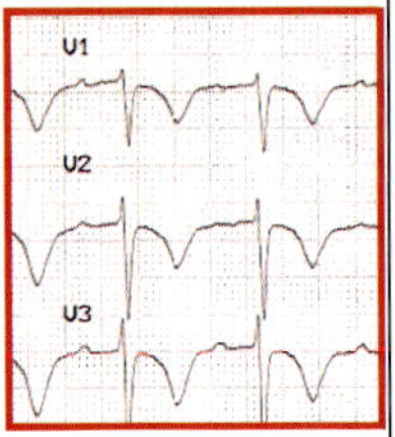

Causes de Sus-décalage du ST (*PARISS*)

Péricardite	**Tétrade d'Holtzmann** : Ø sus décalage concave, diffus, sans miroir = stade 1 < 24h Ø normalisation du ST = stade 2 < 48h Ø ondes T négatives = stade 3 < 7 jours Ø normalisation ECG = stade 4 < 2 mois
	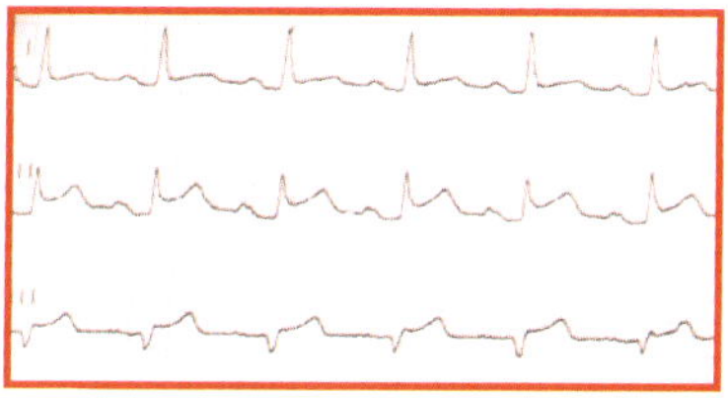
Ané-vrysme VG	Persistance d'un sus-décalage ST dans le territoire de l'IDM, sans miroir, 3 semaines après l'IDM
	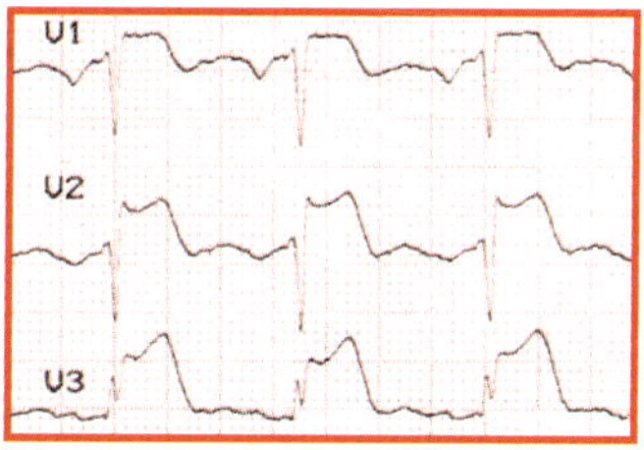
Repola-risation précoce	Sus-décalage du ST, 2 mm, sans miroir, avec sus-décalage du point J Dans les dérivations latérales et inférieures Présent chez les sujets jeunes sportifs, d'origine africaine
	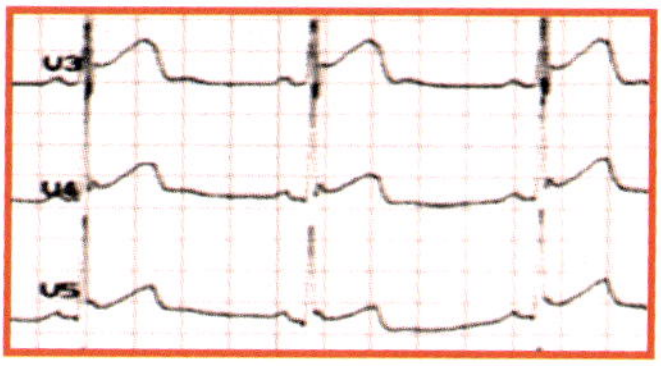

<table>
<tr><td rowspan="2">IDM</td><td>Sus-décalage du ST, convexe, englobant l'onde T (onde de Pardee), systématisé un territoire coronaire

Présence d'un miroir systématisé à un territoire opposé</td></tr>
<tr><td>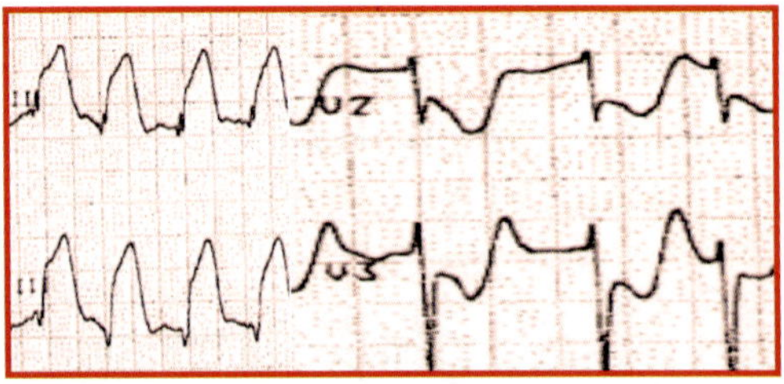</td></tr>
<tr><td>Spasme coronaire</td><td>Sus-décalage du ST, convexe, englobant l'onde T (onde de Pardee), systématisé un territoire coronaire

Présence d'un miroir systématisé à un territoire opposé

Spasme transistoire, cédant sous dérivés nitrés ou inhibiteurs calciques</td></tr>
<tr><td rowspan="2">Syndrome de Brugada</td><td>Syndrome rare (autosomique dominant), responsable de mort subite

Pseudo BBDt avec ascension du point J et sus-décalage du ST en V1 et V2</td></tr>
<tr><td>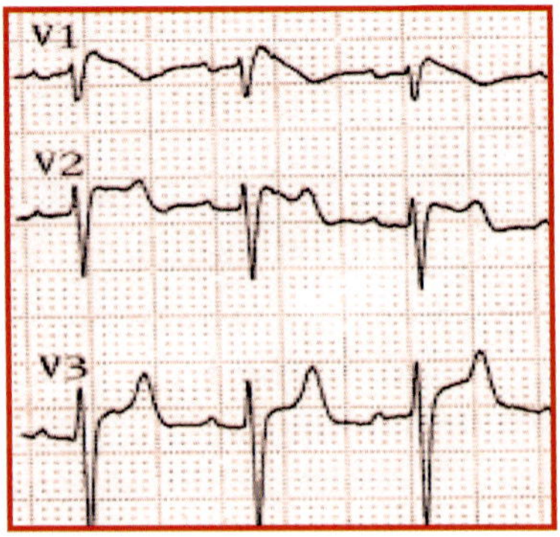
</td></tr>
</table>

Tachycardie régulière à QRS fins

1. TACHYCARDIE SINUSALE

Ondes P positives en DII, DIII et AVF et négatives en V1

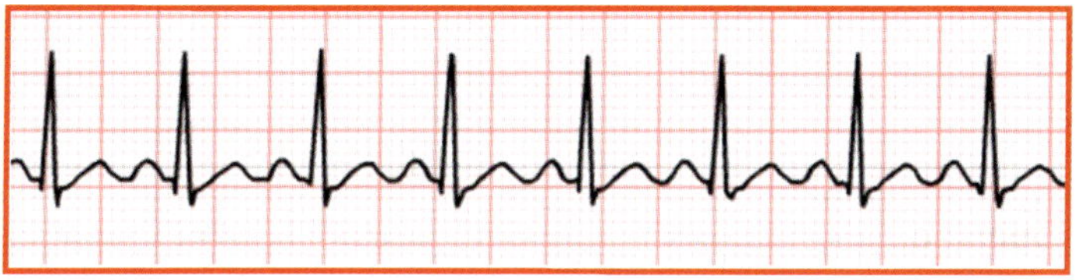

2. FLUTTER AURICULAIRE

Fréquence des ondes « P » à 300/min en moyenne, régulières, avec aspect en toit d'usine (appelées ondes F), sans retour à la ligne isoélectrique. La conduction ventriculaire est fixe ou variable. Dans le cas d'un flutter à conduction variable, il faut rechercher un traitement ralentisseur associé.

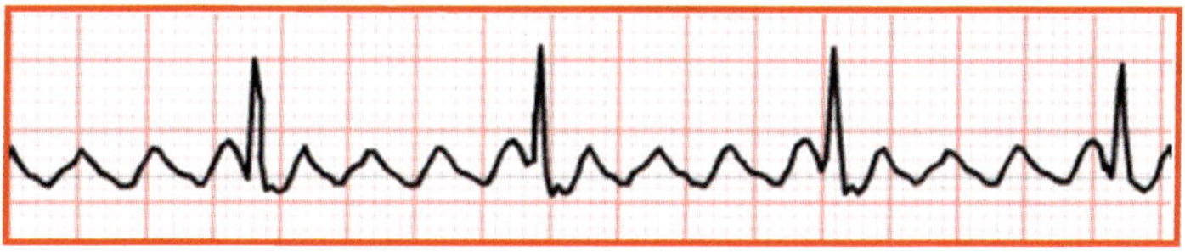

3. TACHYCARDIE ATRIALE FOCALE (TAF)

Onde P' pointues, espace P'-P' fixe, battant à plus de 150/min avec conduction ventriculaire fixe ou variable.

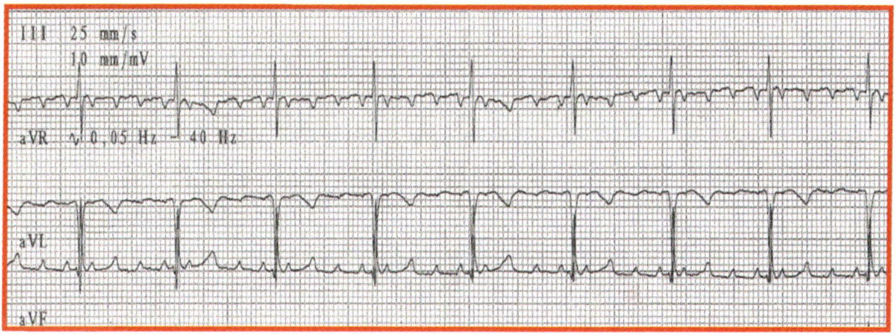

4. TACHYCARDIE JONCTIONNELLE

Absence d'onde P visible ou présence d'onde P' rétrograde (après le QRS), avec fréquence ventriculaire régulière entre 180 et 250/min

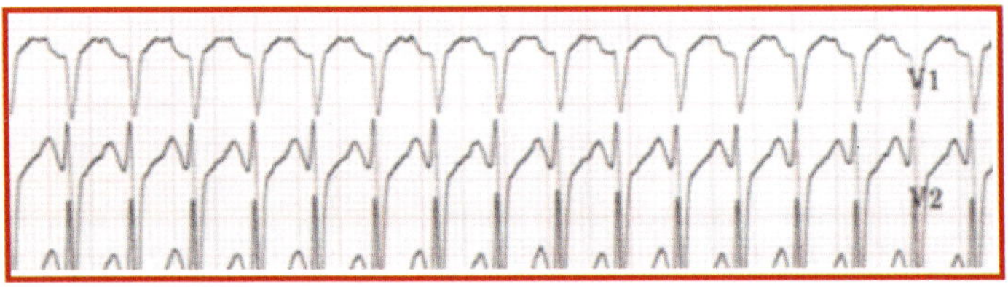

Tachycardie irrégulière à QRS fins

1. FIBRILLATION AURICULAIRE

Tachycardie ≈ 130/min, irrégulière, Pas d'onde P visible ou trémulation de la ligne de base (regarder l'activité atriale en V1 et D2, D3, Vf où on la voit le mieux)

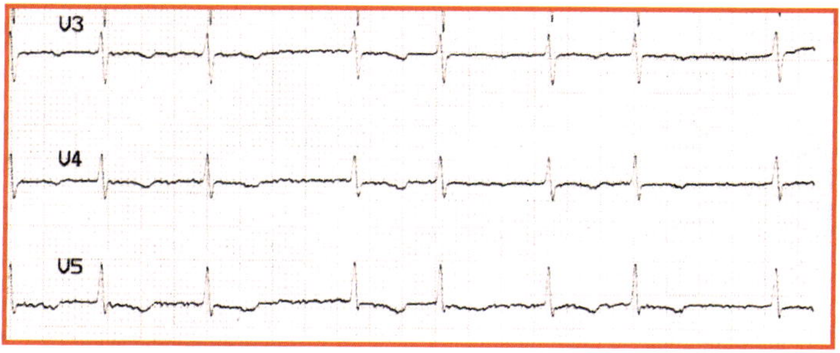

2. FLUTTER AURICULAIRE OU TAF À CONDUCTION VARIABLE

Conduction ventriculaire variable et non fixe

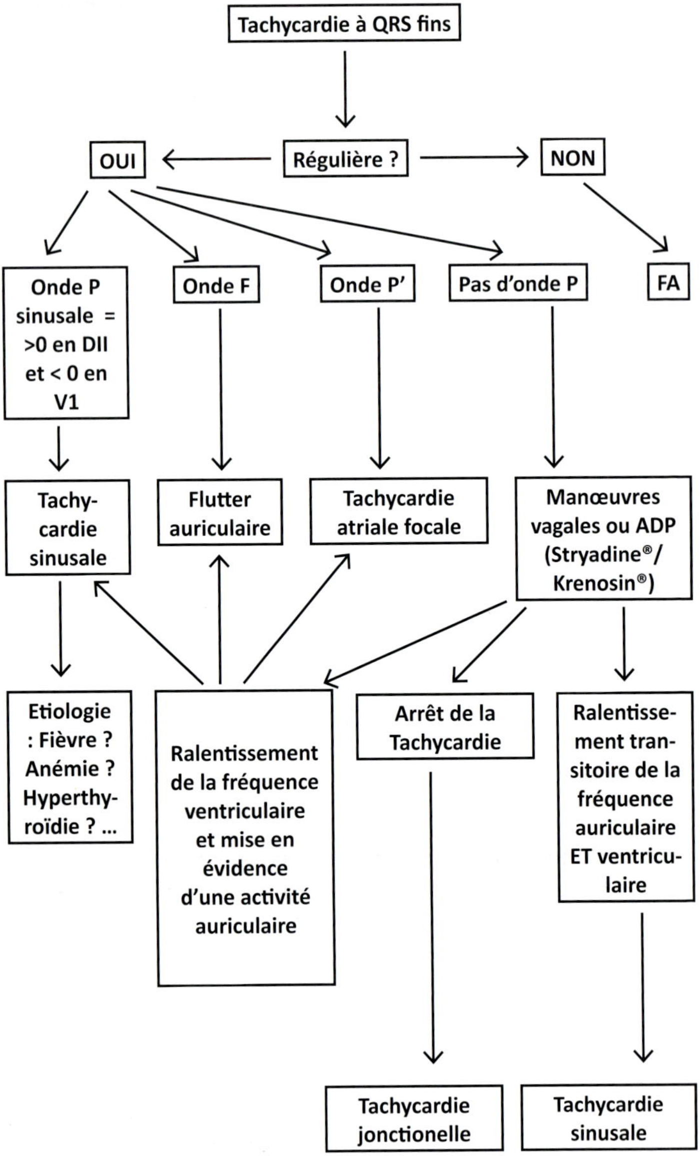
Tachycardie à QRS fins
Régulière ?
OUI
NON
Onde P sinusale = >0 en DII et < 0 en V1
Onde F
Onde P'
Pas d'onde P
FA
Tachycardie sinusale
Flutter auriculaire
Tachycardie atriale focale
Manœuvres vagales ou ADP (Stryadine®/ Krenosin®)
Etiologie : Fièvre ? Anémie ? Hyperthyroïdie ? …
Ralentissement de la fréquence ventriculaire et mise en évidence d'une activité auriculaire
Arrêt de la Tachycardie
Ralentissement transitoire de la fréquence auriculaire ET ventriculaire
Tachycardie jonctionelle
Tachycardie sinusale

Tachycardie régulière à QRS larges

1. TACHYCARDIE VENTRICULAIRE (JUSQU'A PREUVE DU CONTRAIRE ET SURTOUT SI CARDIOPATHIE SOUS-JACENTE CONNUE)

- Dissociation Auriculo-Ventriculaire
- Complexes de fusion et/ou capture
- Concordance électrique
- QRS > 140 ms
- Axe droit avec retard gauche ou axe gauche ou droit avec retard droit
- Onde R exclusive en aVR

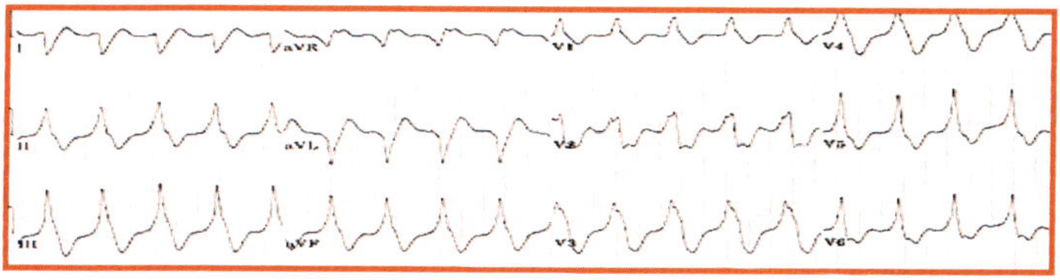

2. TACHYCARDIE SUPRA-VENTRICULAIRE (TSV) + BLOC DE BRANCHE

- Flutter + Bloc de branche organique (= permanent)
- Flutter + Bloc de branche fonctionnel (= fréquence dépendant)
- TAF + bloc de branche organique (= permanent)
- TAF + Bloc de branche fonctionnel (= fréquence dépendant)

3. FLUTTER VENTRICULAIRE (RARE)

- Tachycardie ventriculaire monomorphe très rapide (> 240/min) où les complexes ventriculaires sont relativement similaires.

Tachycardie irrégulière à QRS larges

4. FIBRILLATION VENTRICULAIRE

- Rythme complètement anarchique à QRS larges, pas d'onde identifiable
- = arrêt cardiaque

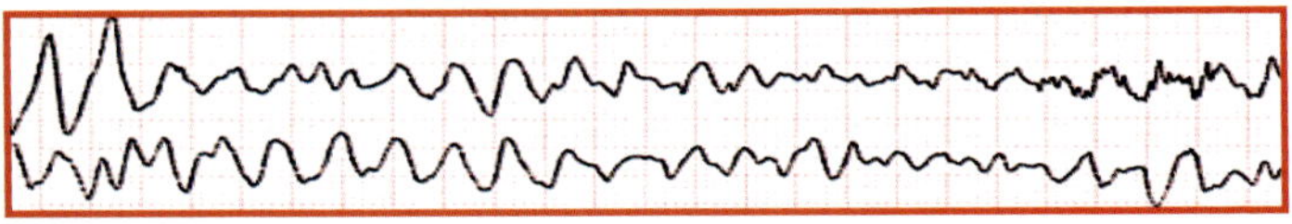

5. TORSADE DE POINTE

- Variation de l'axe des QRS à chaque complexe avec aspect de torsade

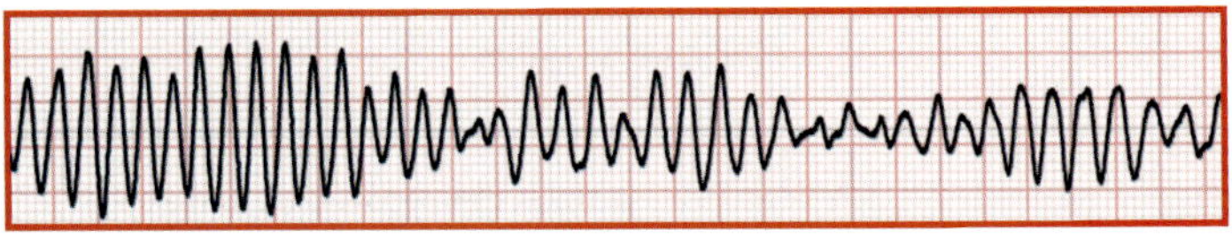

6. « SUPER-WOLFF »

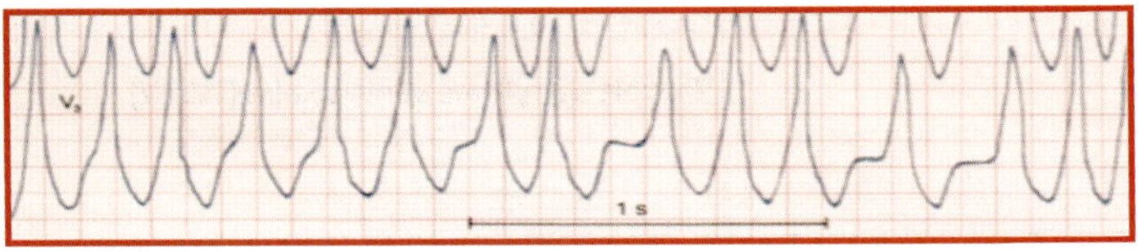

Le terme de « super-wolff » correspond à une tachycardie supra ventriculaire à rythme ventriculaire rapide utilisant un faisceau de Kent à très haut risque de mort subite en raison d'un fort potentiel à dégénérer en fibrillation ventriculaire. L'aspect ECG se caractérise par une tachycardie irrégulière à QRS large avec effet accordéon typique montrant que l'influx passe plus ou moins par la voie accessoire ou le NAV d'où l'aspect d'accordéon des QRS.

Troubles métaboliques

Hyperkaliémie **(= hypoexcitabilité)**	Ondes T pointues, amples et diffuses Elargissement de l'espace PR (BAV) Elargissement des QRS (BB) Troubles du rythme ventriculaire (TV, FV, ESV)
Hypokaliémie **(= hyperexcitabilité)**	Aplatissement des ondes T Présence onde U (après l'onde T) Sous-décalage ST Allongement du QT ➔ Torsade de pointe Troubles du rythme « T'aplatis Hugh Grant sous cette tornade » = moyen mnémotechnique
Hypercalcémie	Tachycardie Raccourcissement du QT Aplatissement des ondes T Trouble du rythme ventriculaire (TV, FV)
Hypocalcémie	Bradycardie Allongement du QT ➔ torsade de pointe Ondes T pointues et symétriques Troubles du rythme ventriculaire (TV, FV, TdP)

18 - CAS CLINIQUES

CAS CLINIQUE 1

Contexte : Homme de 25 ans, douleurs thoraciques diffuses ; Notion de fièvre il y a 1 semaine

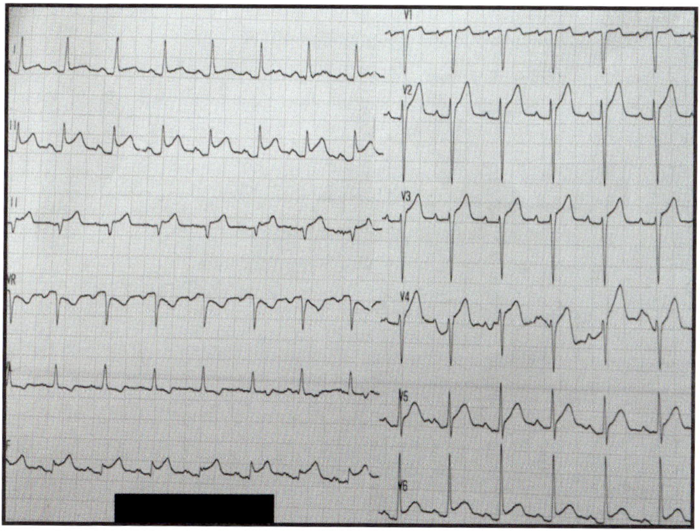

Interprétation :

- Rythme sinusal régulier à 80/min
- Axe non dévié
- Pas de trouble de la conduction auriculo-ventriculaire
- Pas de trouble du rythme supra-ventriculaire et ventriculaire
- Sus décalage diffus du segment ST, concave vers le haut, sans miroir
- Sous décalage de PQ
- Ondes T amples diffuses

Diagnostic : Péricardite aiguë

Commentaires : Le piège est de confondre avec un SCA ST+. L'absence de miroir est un élément clé. Le sous décalage du segment PQ est visible dans plusieurs dérivations (DII, V6... sauf en VR et V1). Le contexte clinique est typique de péricardite aiguë.

Rappel : Signes ECG de Péricardite

- Troubles de la repolarisation diffus (sus décalage ST sans miroir, ondes T négative = Tétrade d'Holtzman)
- Tachycardie sinusale
- Sous décalage de PQ qui correspond à la repolarisation atriale qui est altérée au cours de l'inflammation du péricarde
- Micro voltage (épanchement abondant)
- Alternance électrique (tamponnade)
- Troubles du rythme supra-ventriculaires

CAS CLINIQUE 2

Contexte : Femme de 28 ans ressentant des palpitations de manière brutale au repos

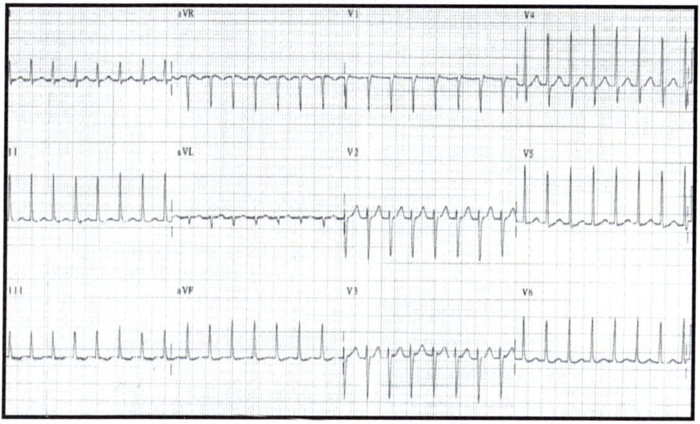

Interprétation :

- Rythme régulier à 180/min
- Axe non dévié
- Absence d'activité auriculaire visible
- QRS fins
- Pas de trouble du segment ST

Diagnostic : Tachycardie supra-ventriculaire (tachycardie jonctionelle ? flutter auriculaire ?)

Commentaires : Devant une tachycardie régulière à QRS fins, sans activité atriale visible (pas d'onde P, pas d'onde P', pas d'onde F), on ne peut pas savoir l'origine de la TSV sur l'ECG. Dans un 1er temps, on peut réaliser des manœuvres vagales (massage sino-carotidien, massage des globes oculaires, manœuvre de Valsalva) pour essayer soit d'arrêter la tachycardie, soit de la ralentir pour mettre en évidence une activité atriale sous-jacente (onde P', onde F...)

En cas d'échec des manœuvres, on va utiliser des drogues bloquant le nœud auriculo-ventriculaire (ADP, inhibiteur calcique bradycardisant...).

Chez cette patiente, la tachycardie a été arrêtée grâce à des inhibiteurs calciques bradycardisants permettant un retour en rythme sinusal, sans aspect de pré-excitation (onde delta et PR court). Il s'agit donc très probablement d'une tachycardie réciproque par réentrée intra-nodale même si une tachycardie orthodromique sur faisceau accessoire rétrograde ne peut être exclue.

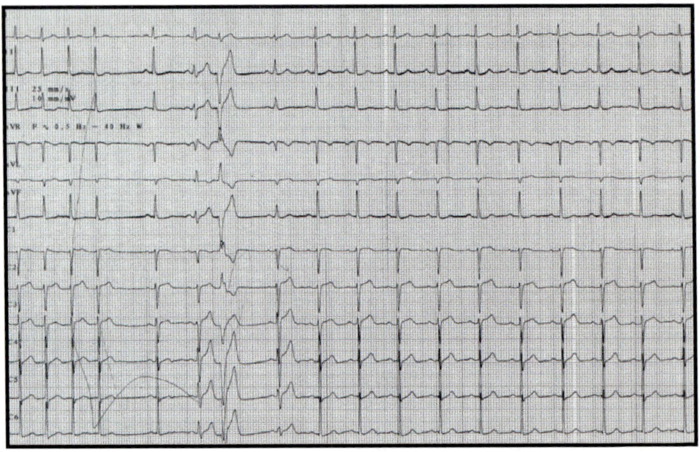

Rappel : Conduite à tenir devant une tachycardie à QRS fins

- Si tachycardie régulière à QRS fins
  - → Tachycardie jonctionelle (ondes P rétrogrades)
  - → Flutter auriculaire à conduction fixe (ondes F en toit d'usine)
  - → Tachycardie atriale focale
  - → Pour faire la différence entre les 3, il faut réaliser des manœuvres vagales et/ou striadyne®
- Si tachycardie irrégulière à QRS fins
  - → Fibrillation auriculaire
  - → Flutter auriculaire à conduction variable

CAS CLINIQUE 3

Contexte : Homme de 74 ans, syncope précédée de palpitations. ECG normal il y a 6 mois.

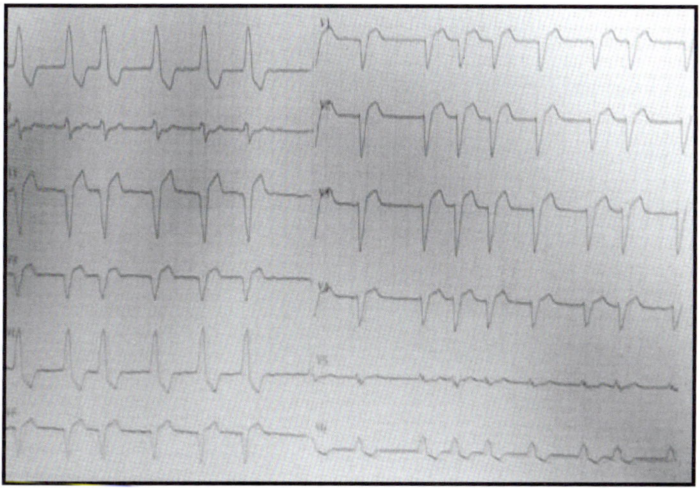

Interprétation :

- Rythme non sinusal irrégulier à 80-90/min
- Axe gauche
- Absence d'ondes P visibles
- QRS élargis >120 ms avec aspect QS sur les dérivations V1, V2, V3 et rR' en V6 et retard à la déflexion intrinsécoïde dans les dérivations gauches ➔ bloc de branche gauche complet
- Troubles de la repolarisation à type de sus décalage ST en VI, V2, V3 et V4 et sous décalage ST en V5 et V6 liés au bloc de branche gauche

Diagnostic : Fibrillation auriculaire + bloc bifasciculaire (BBGc + axe gauche)

Commentaires : Tracé typique de FA avec bloc de branche gauche de novo sur syncope faisant discuter l'implantation d'un pacemaker

Rappel :

1) Conduite à tenir devant tachycardie à QRS larges

- Si tachycardie régulière à QRS larges
  - → TV jusqu'à preuve du contraire
  - → TSV à conduction fixe (flutter ou TAF) + bloc de branche
- Si tachycardie irrégulières à QRS larges
  - → Fibrillation ventriculaire
  - → FA ou flutter/TAF à conduction variable + aberration de conduction (bloc de branche fonctionnel)
  - → Torsade de pointe

2) les blocs bifasciculaires :

- BBG + axe gauche
- BBD + axe droit
- BBD + axe gauche

CAS CLINIQUE 4

Contexte : Homme de 53 ans, fumeur, douleur thoracique de repos depuis 6 h

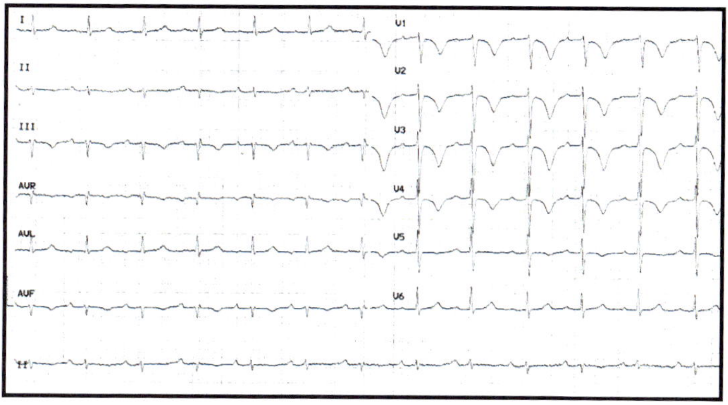

Interprétation :

- Rythme sinusal régulier à 80/min
- Axe gauche
- BAV 1 PR > 200 ms
- Pas de trouble du rythme supra-ventriculaire et ventriculaire
- QRS fins
- Ondes T négatives dans le territoire antéro-septal et apical (V1→V4)

Diagnostic : BAV 1 avec probable HBAG et ischémie sous-épicardique dans le territoire antéro-septal et apical = syndrome de l'IVA

Commentaires : Toujours préciser le territoire pour un trouble de la repolarisation. Ici, il s'agit probablement d'un syndrome de l'IVA devant l'ischémie localisée dans le territoire de l'IVA. Ondes T négatives = ischémie sous-épicardique. Sous décalage ST = lésion sous-endocardique.

CAS CLINIQUE 5

Contexte : Homme de 78 ans, dyspnée depuis 5 jours

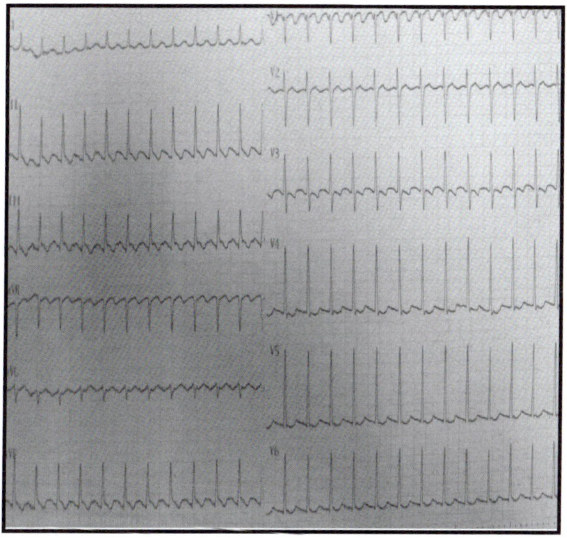

Interprétation :

- Rythme régulier à 150/min
- Axe non dévié
- Onde F en toit d'usine sans retour à la ligne isoélectrique à conduction fixe 2/1, positive en V1 et négative en DII et DIII
- QRS fins

Au total : tachycardie régulière à QRS fins à 150/min avec aspect d'ondes F en toit d'usine

Diagnostic : flutter auriculaire typique 2/1

Commentaires : ici le flutter est typique, les ondes F sont le plus souvent visibles en DII, en traçant la ligne continue des ondes F sans se soucier des QRS on voit bien que chaque QRS masque une onde F non conduite

Il existe 3 types de flutter auriculaire :

- Flutter commun anti-horaire dépendant de l'isthme cavo-tricuspide (95% des cas) ➔ les ondes F sont positives en V1 et négatives en inférieur
- Flutter commun horaire dépendant de l'isthme cavo-tricuspide (5% des cas) ➔ les ondes F sont négatives en V1 et positives en inférieur
- Flutter atypique (rare) naissant dans l'OG ou secondaire à des cicatrices d'atriotomie chirurgicale ou d'ablation

CAS CLINIQUE 6

Contexte : Femme de 78 ans, malaise

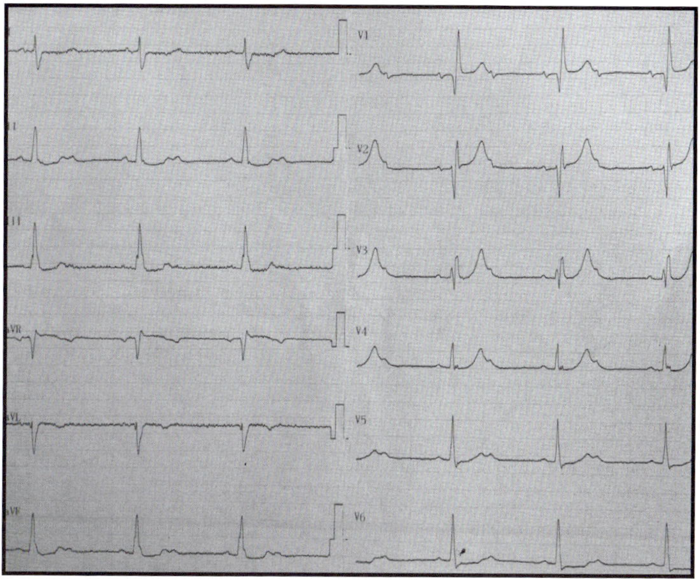

Interprétation :

- Rythme sinusal, régulier avec bradycardie à 35-40/min
- Présence d'une onde P bloquée sur 2, espace PP régulier, pas d'allongement du PR, RR constant
- QRS légèrement élargis

Diagnostic : bloc auriculo-ventriculaire de type 2/1

Commentaires : on ne peut pas savoir s'il s'agit d'un BAV 2 Mobitz 1 ou 2 car une onde P sur deux est conduite. Le fait que les QRS soient assez élargis peut nous orienter vers un BAV 2 mobitz 2 2/1 avec rythme d'échappement supra-hissien. Mais il faut réaliser une exploration électro physiologique du faisceau de His pour avoir le diagnostic formel. Compte-tenu du caractère symptomatique du BAV, il existe une indication à la pose d'un PM.

CAS CLINIQUE 7

Contexte : Homme de 45 ans, palpitations depuis 48h

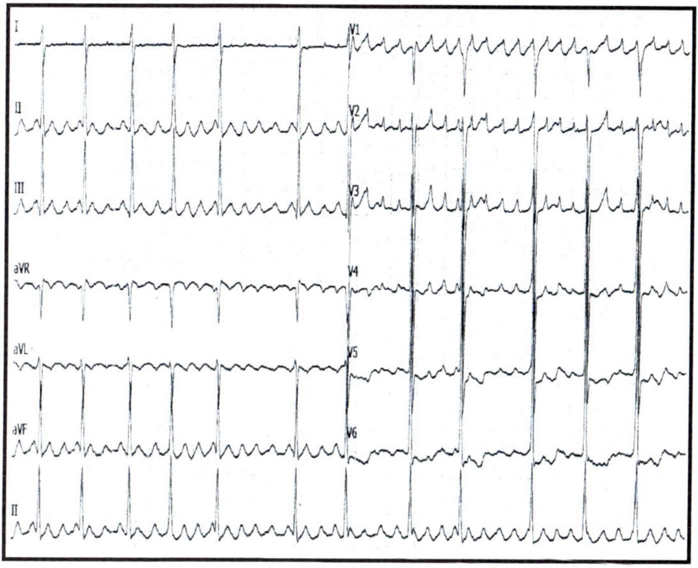

Interprétation :

- Rythme irrégulier, non sinusal à 75/min
- Axe à 90° (iso-électrique en D1 donc perpendiculaire à D1 et positif en aVF)
- Activité auriculaire irrégulière entre 250 et 300/min avec une conduction ventriculaire variable en 3/1, 4/1 ou 5/1
- QRS fins
- Pas de trouble de la repolarisation

Diagnostic : FA à grosses mailles à conduction ventriculaire variable

Commentaires : ne pas confondre ce tracé avec un flutter auriculaire car l'activité atriale n'est pas régulière dans la FA au contraire du flutter qui est un circuit tournant tout le temps dans le même sens donc régulier !!! Il est parfois difficile de faire la différence entre un flutter atrial et une FA à grosse maille.

CAS CLINIQUE 8

Contexte : Femme de 82 ans retrouvée en hypothermie à 28°c à son domicile

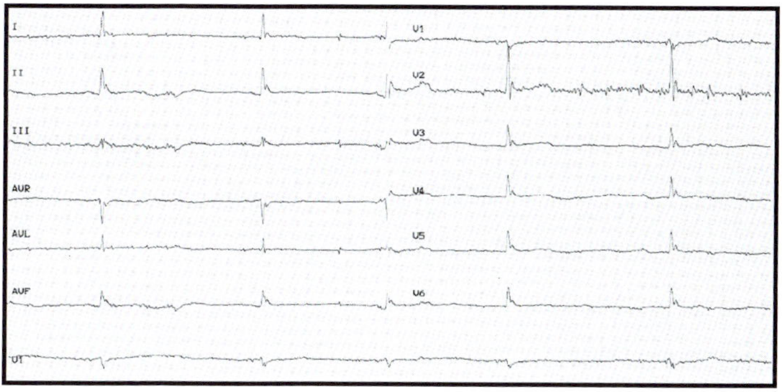

Interprétation :

- Bradycardie irrégulière avec échappement ventriculaire à 30/min, ne semblant pas sinusale (pas d'onde p visible) → brady-FA avec échappement ventriculaire à 30/min environ
- Axe non dévié
- Allongement du QT (visible en V3-V4-V5-V6)
- Présence d'une onde J d'Osborn responsable d'un élargissement des QRS

Diagnostic :

- Brady-FA et QT long dans un contexte d'hypothermie sévère

Commentaires : Les signes ECG évocateurs d'hypothermie sont

- Bradycardie sinusale
- Trouble de la conduction auriculo-ventriculaire (bloc sino-auriculaire, BAV ou bloc interventriculaire)
- QT long avec risque de trouble du rythme ventriculaire (FV, TV, torsade de pointe) au cours du réchauffement
- Onde J d'Osborn (pathognomonique d'hypothermie) = onde surnuméraire à la fin du QRS, à ne pas confondre avec un BBD.

CAS CLINIQUE 9

Contexte : Homme de 55 ans, malaise depuis 30 minutes

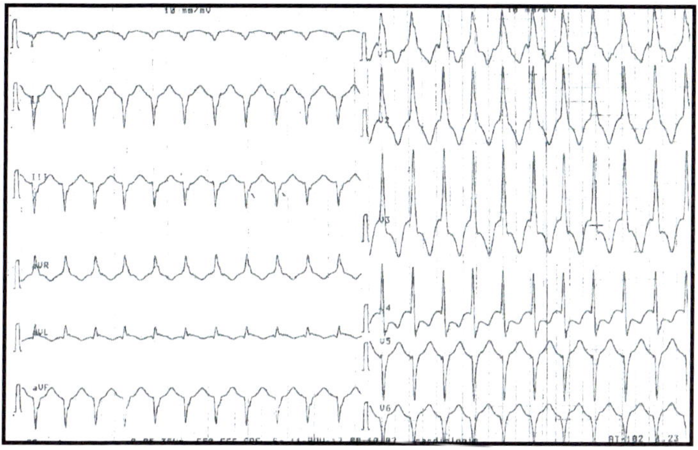

Interprétation :

- Rythme régulier à 140/min
- Axe extrême (QRS négatifs en DI et AvF)
- Dissociation auriculo-ventriculaire visible en DII et DIII avec onde P présente dans le QRS
- QRS élargis > 120 ms avec aspect de bloc de branche droit (RsR') en V1-V2
- Inscription de l'onde R > 50 ms en DII
- Onde R exclusive en aVR

Diagnostic : Tachycardie ventriculaire soutenue (> 30 secondes) de type retard droit donc provenant du ventricule gauche.

Commentaires : Les critères de TV sont :

- Critères de Pava ➔ temps d'inscription de l'onde R en DII > 50 ms
- algorithme de Vereckei ➔ dissociation auriculo-ventriculaire ; onde R exclusive en aVR ; morphologie différente d'un BB ou aberration de conduction ; indice de Vereckei (vi/vt < 1) qui permet de différencier une TV d'une TSV, il compare l'amplitude du vecteur initiale de dépolarisation mesurée dans les 40 première msec (vi) d'un QRS et les 40 dernières msec (vt)
- algorithme de brugada ➔ dissociation auriculo-ventriculaire ; intervalle RS > 100 ms en dérivation V1 ou V6.

En cas de doute, pose d'une sonde œsophagienne à la recherche d'une dissociation auriculo-ventriculaire qui est le signe le plus spécifique de TV.

CAS CLINIQUE 10

Contexte : Homme de 40 ans, ECG en bilan pré-opératoire de chirurgie abdominale

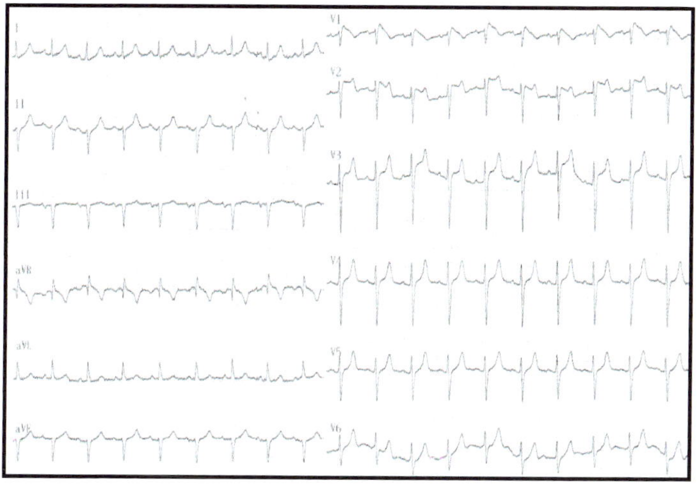

Interprétation :

- Rythme sinusal régulier à 75/min
- Pas de trouble de la conduction auriculo-ventriculaire
- Axe non dévié
- Surélévation du point J > 2 mm en V1-V2 avec aspect en dôme en V1 et de selle de cheval en V2

Diagnostic : Syndrome de Brugada

Commentaires : Le syndrome de Brugada est une maladie génétique rare caractérisée par un sus-décalage du segment ST via une surélévation du point J au niveau des dérivations précordiales droites V1, V2 et V3, et un aspect de pseudo bloc de branche droit (pas d'onde S en dérivations gauches) à l'électrocardiogramme associés à un risque élevé d'arythmie ventriculaire pouvant entrainer syncope et mort subite, sur un cœur structurellement sain.

La transmission se fait sur un mode autosomique dominant et la pénétrance est variable. Des mutations génétiques entraînent des anomalies au niveau des canaux ioniques. Seul le syndrome de Brugada de type 1 est considéré comme à risque de mort subite. Une alternance entre Brugada de type 1, 2 et 3 peut exister chez un même patient.

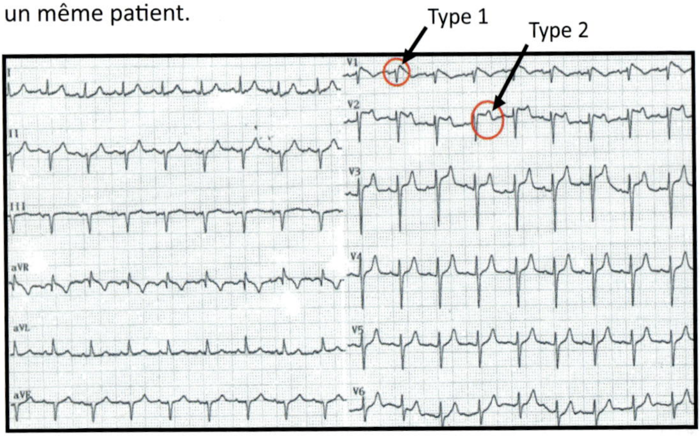

CAS CLINIQUE 11

Contexte : Homme de 65 ans, douleur thoracique depuis 11h

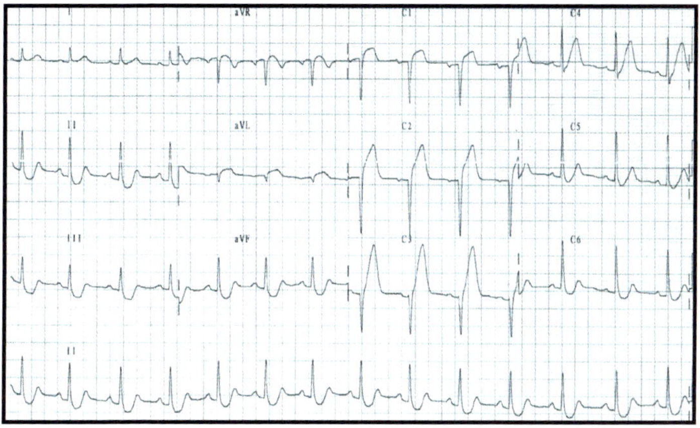

Interprétation :

- Rythme sinusal régulier à 80/min
- Axe non dévié
- Pas de trouble de la conduction auriculo-ventriculaire (PR 190 ms), ni de trouble du rythme
- Sus décalage ST > 2 mm dans le territoire antéro-septale et latéral haut (V1-V2-V3 et DI-aVL) avec miroir (sous décalage ST) dans le territoire infero-latéral bas (DII-DIII-aVF et V5-V6)
- Onde Q de nécrose en antéro-septal (V1-V2-V3)

Diagnostic : IDM antéro-septal constitué ou en cours de constitution (présence onde Q de nécrose qui apparaît à partir de H+6 après le début de l'IDM)

Commentaires :

Localisation	Dérivations
Ventricule droit	V3R, V4R, VR, V1, V2
Paroi antérieure du VG	V1, V2, V3
Apex du VG	V4
Paroi latérale basse du VG	V5, V6
Paroi latérale haute du VG	D1, VL
Paroi inférieure du VG	D2, D3, VF
Paroi postérieure (ou basale) du VG	V7, V8, V9

CAS CLINIQUE 12

Contexte : Femme de 70 ans, asymptomatique. ECG normal il y a 6 mois.

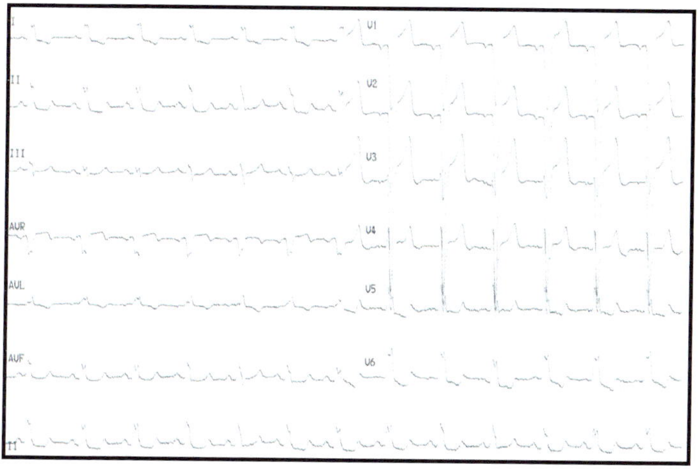

Analyse :

- Rythme sinusal et régulier à 80/min
- Ondes p > 120 ms ➔ hypertrophie auriculaire gauche
- Axe non dévié
- Pas de trouble de la conduction auriculo-ventriculaire
- QRS élargis > 120 ms avec aspect QS en V1-V2 et RsR' en V5-V6 ➔ bloc de branche gauche complet
- Troubles secondaires de la repolarisation associés au BBGc qui respectent la règle de la discordance électrique (décalage du segment ST et orientation de l'onde T opposée à l'axe du QRS)

Diagnostic : bloc de branche gauche complet

Rappel : La découverte d'un bloc de branche gauche complet de novo n'est pas une indication à la pose d'un PM si le patient est strictement asymptomatique.

- Troubles secondaires de la repolarisation associés au BBGc qui respectent la règle de la discordance électrique (décalage du segment ST et orientation de l'onde T opposée à l'axe du QRS). Dans la forme typique de BBG, l'axe des QRS est normal ou dévié à gauche.

CAS CLINIQUE 13

Contexte : Femme de 78 ans, palpitations.

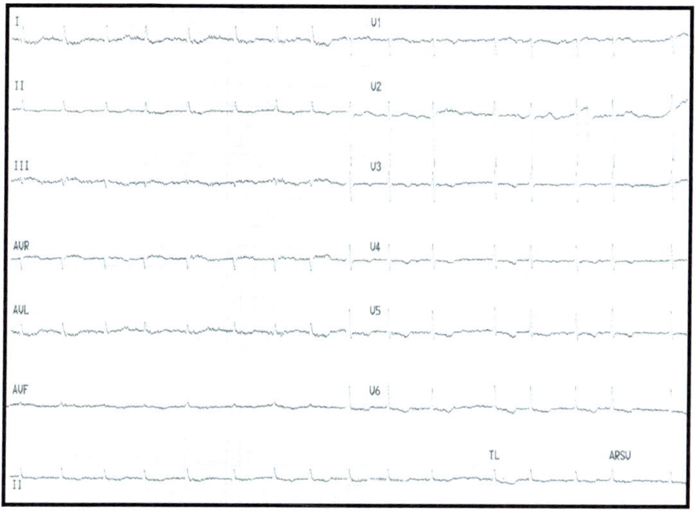

Interprétation :

- Rythme non sinusal, irrégulier à 100/min
- Absence d'ondes p visibles avec trémulation de la ligne iso-électrique → fibrillation auriculaire
- Axe non dévié
- QRS fins
- Rabotage des ondes R de V1 à V3
- Ondes T négatives dans toutes les dérivations
- Allongement du QT à 380 ms avec QT corrigé à 475 ms

Diagnostic : Fibrillation auriculaire et signes d'hypokaliémie

Commentaires : les signes ECG d'hypokaliémie :

- Ondes T négatives diffuses
- Onde U
- Sous décalage de ST
- Allongement du QT
- Trouble du rythme ventriculaire (TV, FV, torsade de pointe) et auriculaire (FA)

$$QTc = QT\ (msec)/\sqrt{(R\text{-}R)}(msec)$$

Il faut toujours rechercher une hypokaliémie et une hyperthyroïdie devant la découverte d'une FA.

CAS CLINIQUE 14

Contexte : Homme de 85 ans, asymptomatique

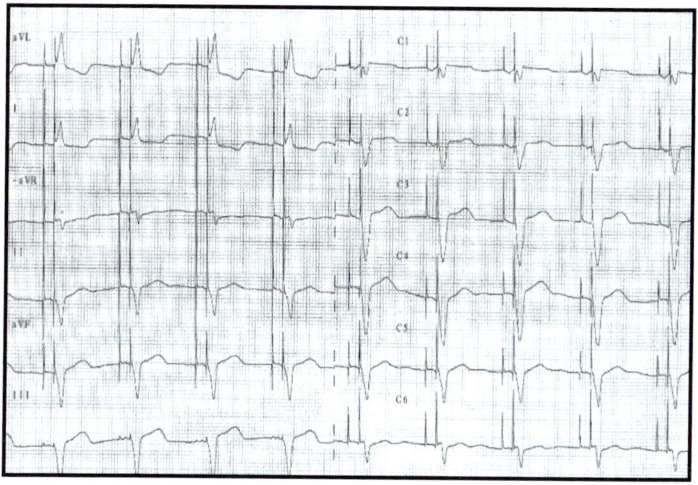

Analyse :

- Rythme régulier à 60/min
- Présence de spikes auriculaires et ventriculaire avec QRS élargi avec aspect de retard gauche ➔ stimulation atriale et ventriculaire par pace-maker

Diagnostic : stimulation auriculo-ventriculaire par pace-maker double chambre en mode DDD

Commentaires :

- il ne s'agit pas d'un bloc de branche gauche organique mais d'un aspect de retard gauche induit par le pace-maker qui stimule dans le ventricule droit.

- Un code international a été établi selon les différents modes de stimulation cardiaque ce qui permet de comprendre très rapidement le mode de fonctionnement du stimulateur. (moyen mnémotechnique : SDF)
  - S : Le site de **S**timulation est défini par la première lettre: A pour l'oreillette, V pour le ventricule, et D pour les deux cavités
  - D : Le site de **D**étection est défini par la deuxième lettre, d'après le même code que précédemment
  - F : Le mode de **F**onctionnement est défini par la troisième lettre: I pour inhiber, T pour déclencher et D pour les deux.
- Un stimulateur cardiaque qui entraîne une impulsion électrique dans le ventricule, détecte l'activité naturelle du ventricule et s'inhibe si une activité spontanée du ventricule apparaît, est ainsi appelé VVI.
- Un stimulateur qui stimule les deux cavités (oreillette et ventricule), écoute les deux cavités, et répond aux deux modes de fonctionnement est appelé DDD.

CAS CLINIQUE 15

Contexte : homme de 26 ans, douleur thoracique, turgescence des jugulaires et hypotension

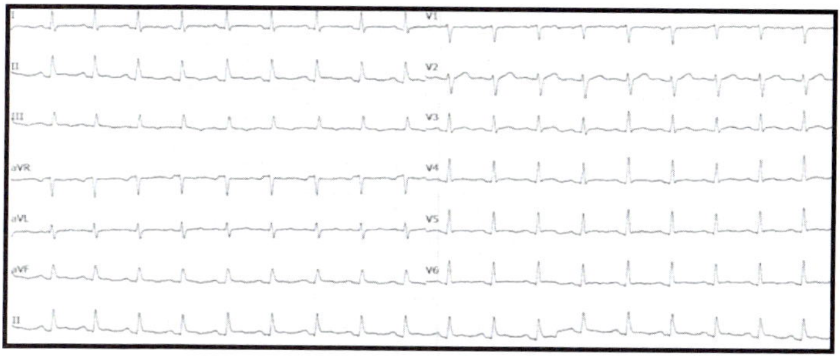

Interprétation :

- Rythme sinusal, régulier à 100/min
- Axe non dévié
- PR normal (< 200 ms)
- QRS fins
- Sous-décalage diffus du PQ
- Ondes T plates en inféro-latérale
- Micro voltage diffus
- Alternance électrique

Diagnostic : tamponnade

Commentaires : les signes ECG de tamponnade sont :

- Tachycardie sinusale ou trouble du rythme supra-ventriculaire (FA...)
- Sous-décalage diffus du PQ correspondant à une déviation du segment PQ sous la ligne de base définie par le segment TP.
- Troubles diffus de la repolarisation
- Alternance électrique (signe de gravité de tamponnade) correspondant au swinging heart (cœur dansant dans l'épanchement). Les QRS ont une taille différente. Variation d'amplitude et/ou de morphologie des complexes QRS alors que l'axe des QRS et la fréquence restent stables. Cf ECG

- Micro voltage (QRS de petite taille car le courant est peu amplifié à cause de l'épanchement péricardique qui gêne la transmission électrique car la distance entre l'électrode et l'activité électrique est augmentée). Le microvoltage correspond à une réduction de l'amplitude de l'ensemble P-QRS-T < 5 mm dans les dérivations frontales et < 10 mm en précordiales.

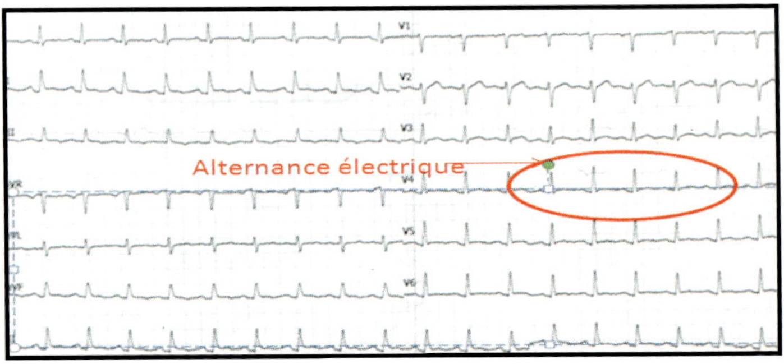

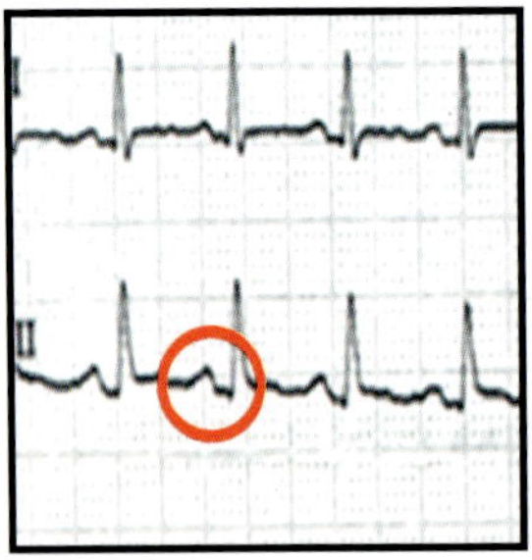

sous décalage du PQ

CAS CLINIQUE 16

Contexte : Homme de 75 ans, syncope

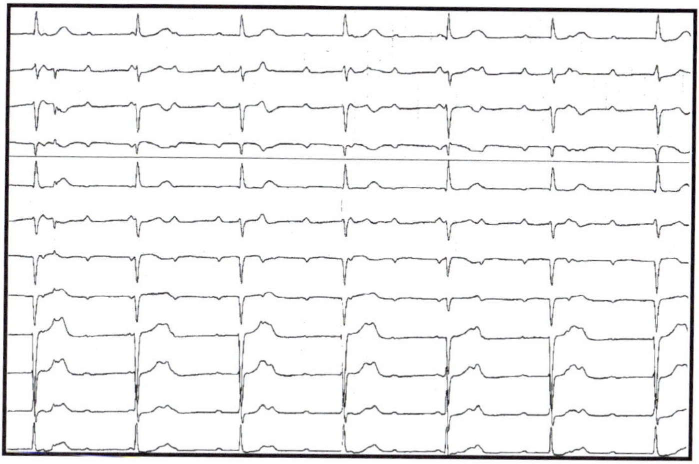

Analyse :

- Rythme régulier et bradycarde à 30/min
- Conduction ventriculaire régulière avec espace R-R stable correspondant à un échappement ventriculaire avec QRS élargis
- Conduction auriculaire régulière avec espace P-P stable
- Dissociation auriculo-ventriculaire
- QRS fins
- Pas de trouble de la repolarisation

Diagnostic : BAV complet ou BAV 3 avec échappement nodal

Commentaires : le BAV complet correspond à une dissociation complète entre les oreillettes et les ventricules. Il n'y a plus aucune conduction entre les 2. Les oreillettes battent pour leur propre compte grâce au bon fonctionnement du nœud sinusal (entre 50 et 100/min). L'activité ventriculaire est toujours présente grâce à un automatisme des ventricules. Plus les QRS sont larges, plus la conduction est infra-hissienne et plus le rythme d'échappement ventriculaire est bas et plus la tolérance risque d'être mauvaise.

CAS CLINIQUE 17

Contexte : Homme 22 ans, nombreuses crises de palpitation, dernière il y a 3 h

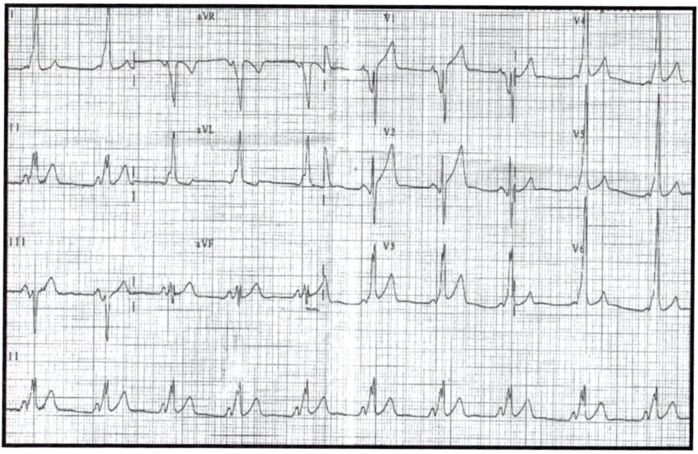

Interprétation :

- Rythme sinusal, régulier à 60/min
- Axe à 0° (positif en D1 et iso-électrique en AvF)
- PR court < 120 ms
- Aspect d'empâtement du QRS = onde delta Δ
- QRS élargis
- Pas de trouble de la repolarisation

Diagnostic : pré-excitation ou syndrome de Wolff-Parkinson-White

Commentaires :

Une pré-excitation ou syndrome de Wolff-Parkinson-White correspond à une voie accessoire ne passant pas par le nœud auriculo-ventriculaire. Cette voie accessoire nait généralement au niveau des oreillettes et passe dans les ventricules directement sans passer par le NAV. C'est pourquoi à l'ECG, l'espace PR est court (< 120 ms) et il y a présence d'une onde delta (cf ECG) correspondant au passage de la voie accessoire des oreillettes vers les ventricules.

Donc les signes ECG indispensables pour une pré-excitation sont :

- PR court (< 120 ms)
- Onde delta Δ
- Elargissement des QRS secondaire à l'onde delta

L'onde Δ correspond à la dépolarisation de la voie accessoire liée à la connexion directe de l'oreillette et du ventricule, puis la fin du QRS correspond au passage par le nœud auriculo-ventriculaire.

Il existe un risque de tachycardie réciproque avec descente par la voie nodo hissienne et remontée par la voie accessoire = conduction orthodromique.

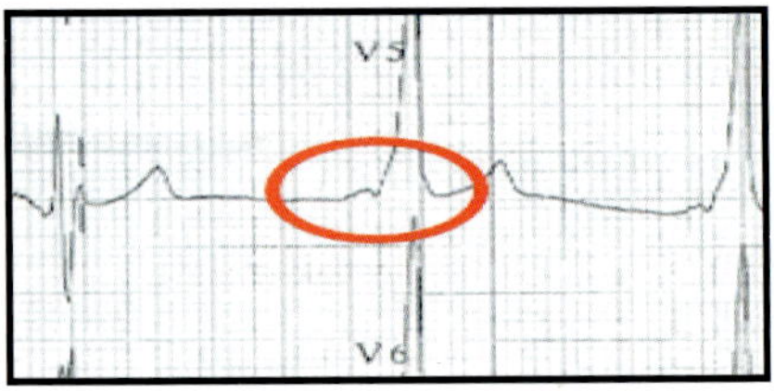

Onde Δ

CAS CLINIQUE 18

Contexte : Homme de 45 ans coronarien connu, douleur thoracique aiguë

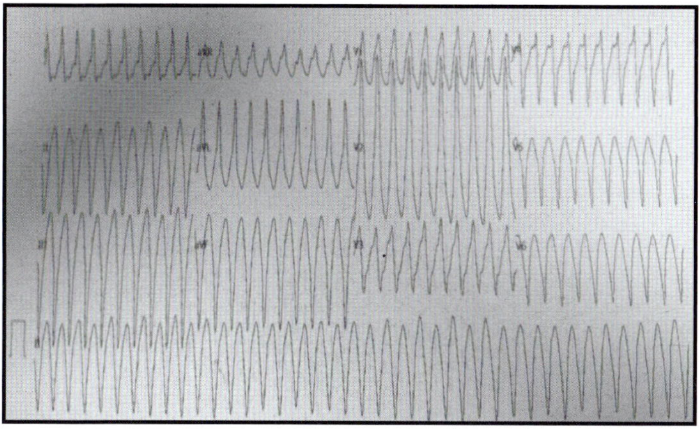

Interprétation :

- Tachycardie régulière à 230/min
- Déviation axiale gauche (QRS positifs en D1 et négatif en aVF)
- QRS larges (> 120 ms) avec aspect de retard droit (QRS positif en V1)

Au total : tachycardie régulière à QRS larges.

Diagnostic : Dans le contexte de cardiopathie ischémique connue et de douleur thoracique on évoque en 1er lieu une tachycardie ventriculaire (TV) soutenue.

Commentaires :

Toute tachycardie régulière à QRS larges doit faire évoquer en premier lieu une tachycardie ventriculaire. Cependant il ne faut pas négliger les diagnostics différentiels tels que les troubles du rythme supra-ventriculaire avec bloc de branche ou aberration de conduction. En cas de doute et si la tolérance hémodynamique est bonne, pour avoir le diagnostic formel, on peut réaliser une exploration par sonde oesophagienne ou une exploration endocavitaire cardiaque. Si le patient tolère mal l'épisode (syncope, choc....), il faut réaliser une cardioversion en urgence.

Les principaux signes ECG de TV sont :

- La dissociation auriculo-ventriculaire avec visualisation des ondes p qui sont moins nombreuses que les QRS
- Les complexes de fusion et/ou capture
  - → La fusion correspond à l'activation en même temps de plusieurs foyers électriques ventriculaires et supra-ventriculaires. Les complexes de fusion ont une morphologie intermédiaire entre le complexe QRS de la tachycardie ventriculaire et les complexes d'origine sinusale.

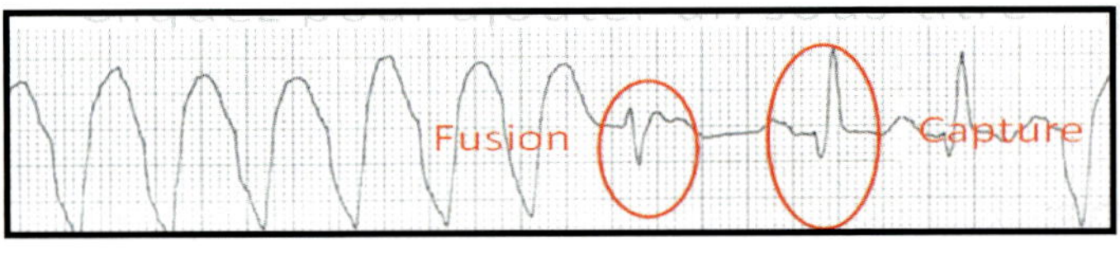

  - → La capture correspond à une reprise par le nœud sinusal de l'activité électrique. Les captures reproduisent exactement l'aspect des complexes QRS d'origine sinusale.

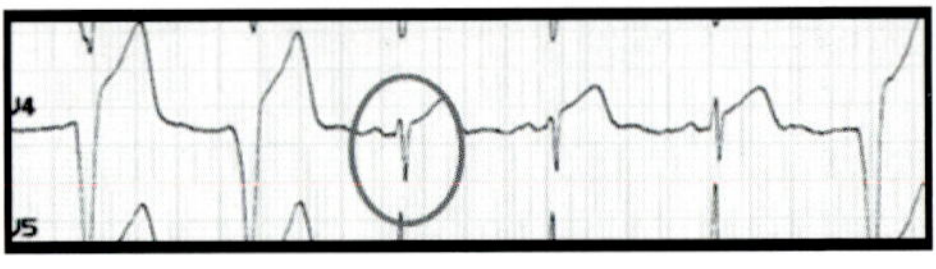

- La concordance électrique positive ou négative exclusive = l'ensemble des QRS est positif (ou négatif) de V1 à V6.

CAS CLINIQUE 19

Contexte : Femme de 75 ans, en USIC initialement pour bradycardie ; sous Cordarone et antidépresseur tricyclique

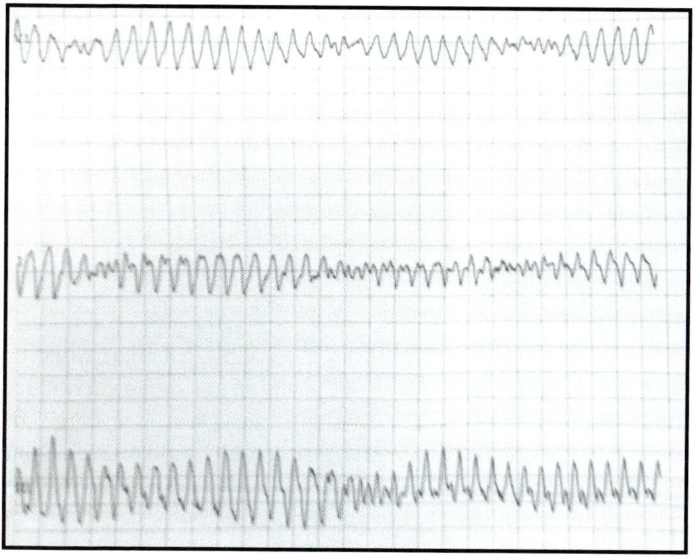

Interprétation :

- Tachycardie irrégulière rapide à environ 180/min
- QRS élargis d'amplitude différente (QRS changeant d'axe)

Diagnostic :

Torsade de pointe (tachycardie ventriculaire polymorphe)

Commentaires :

Les torsades de pointe sont un phénomène identifié sur l'électrocardiogramme à type de trouble du rythme ventriculaire secondaire à un trouble de la repolarisation ventriculaire (repolarisation retardée ou allongée : QT long). Le risque principal des torsades de pointe est la dégénérescence en fibrillation ventriculaire aboutissant à un arrêt cardio-circulatoire, puis à une mort subite si elle n'est pas prise en charge rapidement. Une torsade de pointe est toujours en relation avec un allongement du QT qui peut être iatrogène (amiodarone, anti dépresseurs...), ioniques (hypokaliémie), génétique (syndrome du Qt long). Les BAV allongent le QT et sont une cause fréquente de torsade de pointe. Toute bradycardie allonge le QT. Il faut toujours rechercher un facteur déclenchant. Le traitement de la torsade de pointes consiste à traiter l'étiologie+++ (recharge en potassium et/ou magnésium, arrêt des traitement ralentisseurs en cas de BAV et accélération du rythme par isoprénaline/sonde d'entrainement électrosystolique/pose de PM définitif pour accélérer la fréquence cardiaque, arrêt des traitements allongeant le QT...).

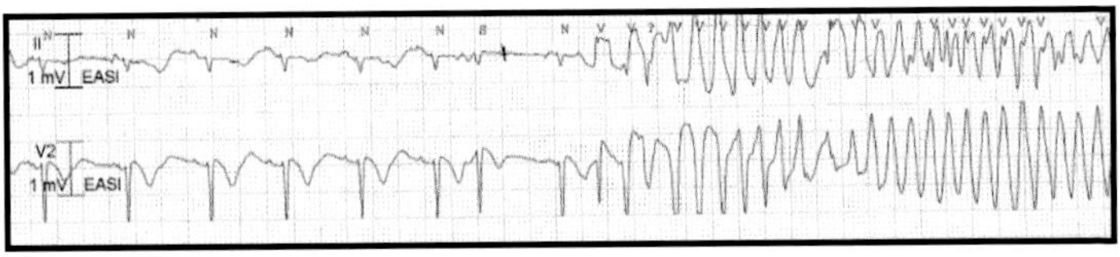

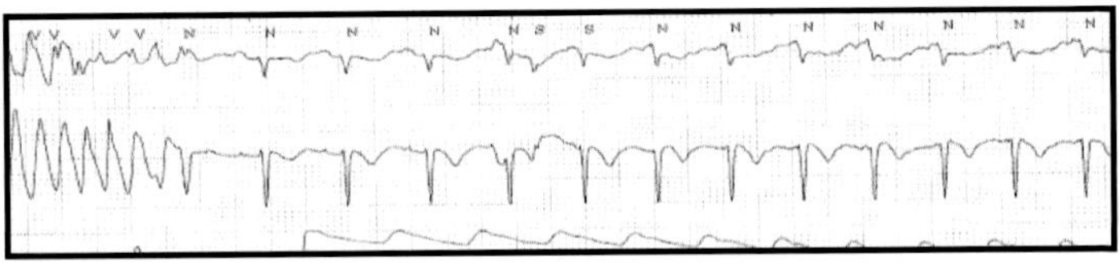

Alternance de rythme sinusal et de torsade de pointe

CAS CLINIQUE 20

Contexte : Homme de 49 ans, douleur thoracique aiguë depuis 1 heure.

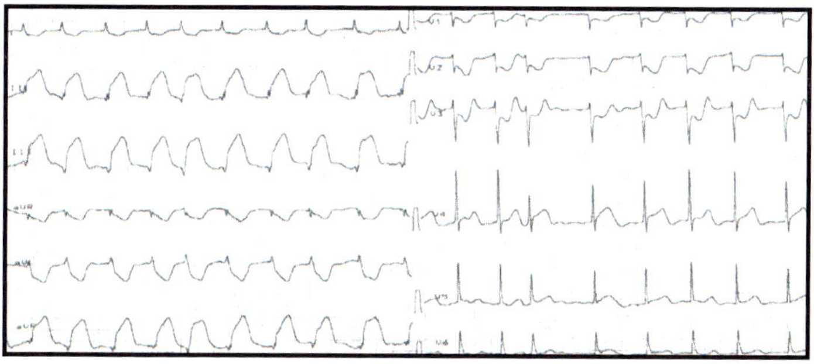

Interprétation :

- Rythme non sinusal à 80/min
- Axe non dévié
- Absence d'ondes p devant chaque QRS et trémulation de la ligne iso-électrique → FA
- Sus décalage du segment ST avec aspect d'onde de Pardee en inférieur (DII-DIII et AvF) avec présence d'un miroir caractérisé par un sous décalage du segment ST en antéro-septal et latéral (V1 à V3 et DI-AvL)

Diagnostic :

Syndrome coronarien aigu ST + (IDM) inférieur + FA

Commentaires :

Bien connaître les territoires coronariens sur l'ECG. Ici le territoire inférieur correspond très probablement à une occlusion de la coronaire droite. Les troubles du rythme (FA, TV, FV) sont fréquents à la phase aiguë d'un IDM.

Rappel :

Localisation	Dérivations
Ventricule droit	V3R, V4R, VR, V1, V2
Paroi antérieure du VG	V1, V2, V3
Apex du VG	V4
Paroi latérale basse du VG	V5, V6
Paroi latérale haute du VG	D1, VL
Paroi inférieure du VG	D2, D3, VF
Paroi postérieure (ou basale) du VG	V7, V8, V9

CAS CLINIQUE 21

Contexte : femme de 30 ans, antécédents de RVA et RVM, palpitations depuis 4 jours

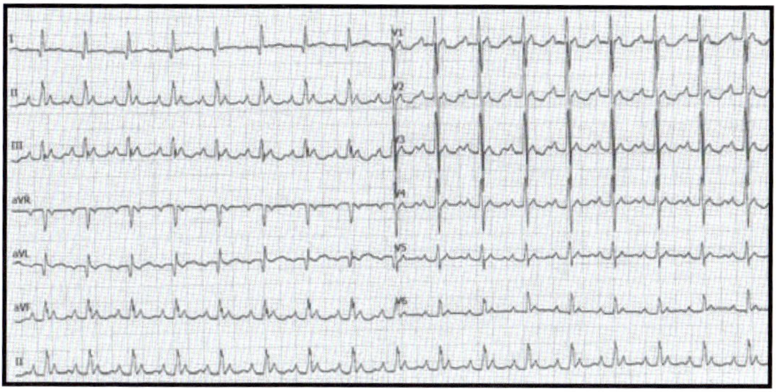

Interprétation :

- Rythme régulier à 100/min
- Activité atriale (onde p) monomorphe (toujours même aspect d'ondes p bien visible en DII et DIII) et régulière à 250-300/min, pas d'aspect de toit d'usine, intervalle p-p constant
- Activité ventriculaire régulière à 100/min
- QRS fins
- Pas de trouble de la repolarisation

Diagnostic :

Tachycardie atriale focale (TAF) à conduction ventriculaire fixe en 2/1

Commentaires :

Une onde p sinusale naît du noeud sinusal situé au niveau du toit de l'OD à la jonction veine cave supérieure/paroi antérieure de l'OD. Elle est donc positive en inférieur (le courant de lésion va vers la paroi inférieur de l'OD donc à partir du toit) et négative en V1 (le courant de lésion fuit l'OD). Ici les ondes p' sont positives en inférieur et positives en V1 donc elles ne proviennent pas du nœud sinusal. On élimine une FA car le rythme est régulier. Et on élimine un flutter car il y a présence d'un retour à la ligne iso-électrique. Il s'agit donc d'une TAF.

Il existe essentiellement 3 troubles du rythme supra-ventriculaire

- Fibrillation auriculaire (FA) ➔ tachycardie irrégulière à QRS fins correspondant à plusieurs foyers de micro-réentrées dans l'oreillette (gauche) avec trémulation de la ligne de base.
- Flutter auriculaire ➔ tachycardie régulière à QRS fins avec aspect de toit d'usine correspondant à une macro-réentrée dans l'oreillette (droite essentiellement)
- Tachycardie atriale focale (TAF) ➔ tachycardie régulière à QRS fins, avec aspect de retour à la ligne iso-électrique correspondant à un foyer automatique ou une micro-réentrée localisé dans l'oreillette (droite ou gauche)

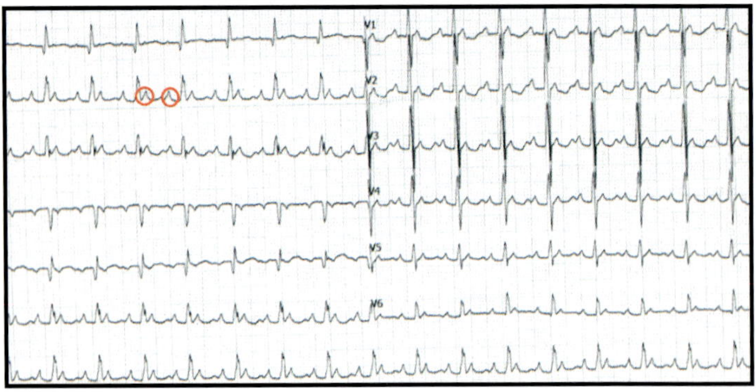

CAS CLINIQUE 22

Contexte : Homme de 84 ans, syncope à l'emporte pièce

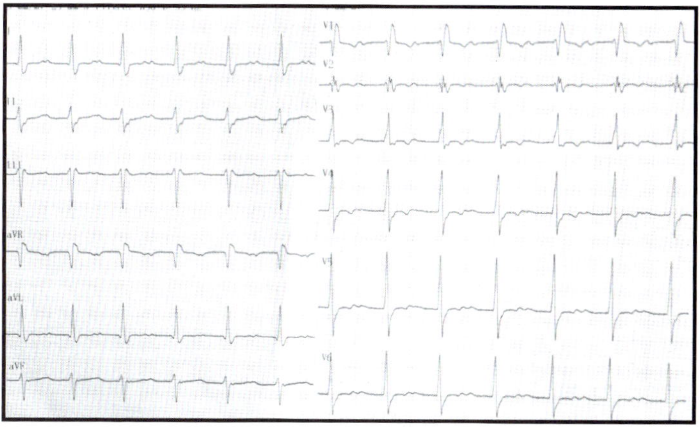

Interprétation :

- rythme sinusal régulier à 75/min
- axe gauche (QRS positif en DI et négatif en aVF) = hémi bloc antérieur gauche
- PR allongé à 350 ms = BAV 1
- aspect rSR' en V1 et V2 avec élargissement QRS > 120 ms = bloc de branche droit complet (BBDtc)

Diagnostic : bloc trifasciculaire ➔BAV1 + HBAG + bloc de branche droit

Commentaires : On parle généralement de bloc tri-facsciculaire en cas d'atteinte de toutes les voies de conduction (auriculo-ventriculaire, faisceau de His et réseau de Pukinje). Il se caractérise par :

- BAV 1 + BBD + hémi-bloc antérieur gauche
- BAV 1 + BBD + hémi-bloc postérieur gauche
- BAV 1 + BBG + axe gauche

La présence d'une syncope fait discuter une exploration physiologique du faisceau de HIS, voir l'implantation immédiate d'un pace-maker.

CAS CLINIQUE 23

Contexte : garçon de 8 ans, sous Flécaine® depuis la naissance pour troubles du rythme, hospitalisé pour état de choc cardiogénique

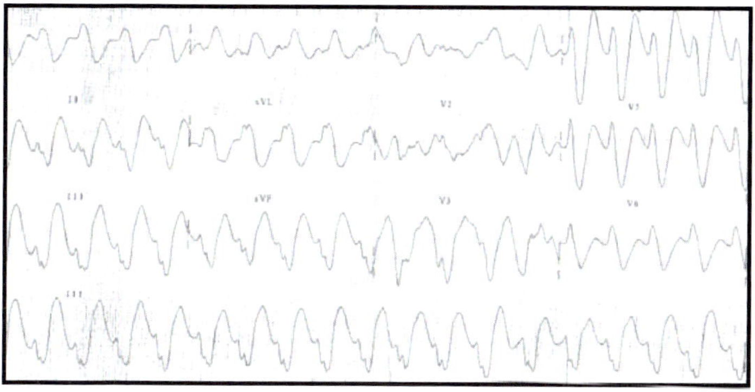

Interprétation :

- Rythme régulier à 120/min, semblant sinusal (ondes p positives en DII)
- Axe extrême (entre -90° et -180°)
- QRS très large avec aspect de retard droit (aspect RsR' en V1 et V2) et axe gauche correpondnat à un trouble de conduction intra-ventriculaire

Diagnostic :

Effet stabilisateur de membrane par intoxication à la Flécaine®

Commentaires :

L'enfant a présenté une intoxication à la Flécaine® car il était en anurie depuis 24h à cause d'une prise d'hormone anti-diurétique pour énurésie nocturne.

L'effet stabilisateur de membrane correspond à une réduction de perméabilité des canaux ioniques membranaires des cellules myocardiques à l'origine d'une modification particulière des potentiels d'action. Elle est la conséquence de l'interaction non spécifique de certaines substances lipophiles avec les lipoprotéines de la membrane, entraînant une altération de ses propriétés électrophysiologiques secondaire à une intoxication par des anti-arythmiques de classe I.

Ils prolongent la dépolarisation ventriculaire des fibres rapides (inhibition du canal sodique rapide) ce qui élargit les QRS qui peuvent devenir «monstrueux» (bloc intraventriculaire).

Ils altèrent la dépolarisation des fibres à réponse lente ce qui se traduit par des troubles de l'automatisme et une prolongation de la conduction intra-auriculaire et auriculo-ventriculaire.

Des troubles du rythme, lents ou rapides, sont possibles et parfois fatals (tachycardie supraventriculaire, tachycardie ventriculaire, bloc AV de haut degré, asystole...).

Le traitement repose sur l'arrêt des anti-arythmiques, le bicarbonate molaire, les catécholamines en cas de choc, l'assistance circulatoire si nécessaire. La mortalité est comprise entre 25 et 50%.

CAS CLINIQUE 24

Contexte : femme de 74 ans, palpitations, antécédents HTA

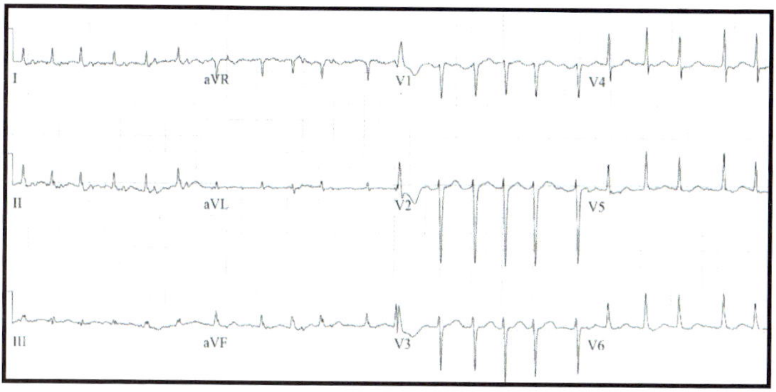

Interprétation :

- rythme irrégulier à 120/min
- absence d'onde p avec trémulation de la ligne iso-électrique
- axe non dévié
- QRS fins
- Hypertrophie ventriculaire gauche diastolique avec indice de Sokolow > 35 mm

Diagnostic : FA + HVG

Commentaires :

Pour déterminer une HVG, il existe plusieurs indices :

- indice de Sokolow-Lyon ➔ S en V1 ou V2 + R en V5 ou V6 > 35 mm
- indice de Cornell ➔ (Onde R en D1 + onde S en D3) x durée du QRS > 2,4
- indice de Lewis ➔ (R en DI + S en DIII) – (S en DI + R en DIII) > 16 mm si axe des QRS > 0° ou 20 mm si axe des QRS < 0°

l'HVG est dite systolique quand les ondes T sont négatives en V5-V6 et diastolique quand les ondes T sont positives

CAS CLINIQUE 25

Contexte : homme de 56 ans hospitalisé pour OAP, FE 30%

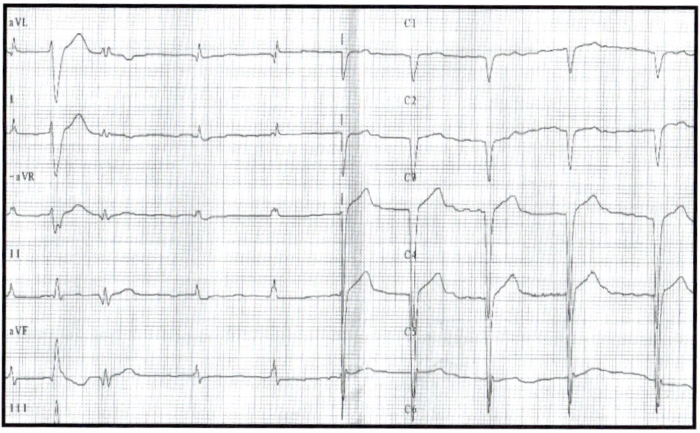

Interprétation :

- rythme irrégulier à 60/min
- axe non dévié
- absence d'onde p devant chaque QRS ➔ FA
- QRS élargis à 100 ms avec aspect de retard gauche = bloc de branche gauche incomplet
- Aspect de séquelle de nécrose (onde Q) en antérieur étendu de V1 à V6
- 1 ESV

Diagnostic : OAP sur cardiopathie ischémique avec séquelle d'IDM en antérieur étendu + FA

CAS CLINIQUE 26

Contexte : homme de 43 ans, HTA

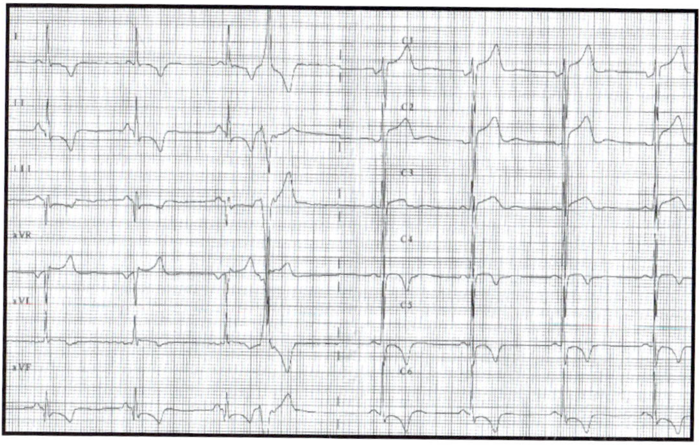

Interprétation :

- rythme sinusal et régulier à 50/min
- axe non dévié
- PR normal (< 200 ms)
- QRS fins
- Hypertrophie ventriculaire gauche (HVG) systolique avec indice de Sokolow-Lyon > 35 mm et troubles de la repolarisation associés (ondes t négatives en V5-V6 et DI-aVL)
- 1 ESV

Diagnostic : HVG systolique

Commentaires :

Pour déterminer une HVG, il existe plusieurs indices :

- indice de Sokolow-Lyon ➔ S en V1 ou V2 + R en V5 ou V6 > 35 mm
- indice de Cornell ➔ R en aVL + S en V3 > 20 mm chez la femme et 28mm chez l'homme
- indice de Lewis ➔ (R en DI + S en DIII) – (S en DI + R en DIII) > 16 mm si axe des QRS > 0° ou 20 mm si axe des QRS < 0°

l'HVG est dite systolique quand les ondes T sont négatives en V5-V6 et diastolique quand les ondes T sont positives.

CAS CLINIQUE 27

Contexte : homme 65 ans, palpitations

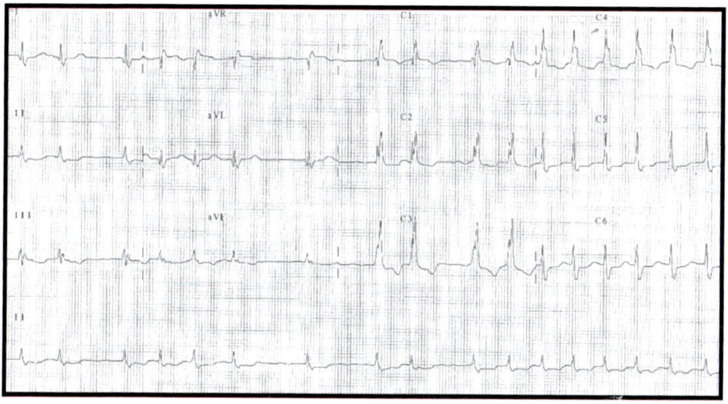

Interprétations :

- rythme irrégulier à 110/min
- absence d'onde p devant chaque QRS → FA
- axe non dévié
- QRS élargis avec aspect de BBD complet
- Troubles de la repolarisation associés au BBD

Diagnostic : FA + BBD complet

Commentaires :

Le bloc de branche droit correspond à une interruption de la conduction dans la branche droite du faisceau de His. Les causes de BBD sont le cœur pulmonaire (embolie pulmonaire, cœur pulmonaire sur BPCO), les cardiomyopathies primitives et certaines cardiopathies congénitales (CIA). Mais un BBD isolé n'est nullement pathologique et très fréquent.

Le BBD complet se caractérise par :

- QRS élargis ≥ 120 ms
- Retard droit en V1-V2 avec aspect rsr', rsR', rSR', qR ou plus rarement RR' avec une onde r initiale (qui reflète le septum) moins ample et large que l'onde r' ou R' (qui reflète la dépolarisation retardée du ventricule droit).
- Onde S profonde et parfois large en DI et V6

CAS CLINIQUE 28

Contexte : homme 32 ans, antécédent personnel de mort subite récupérée à l'effort

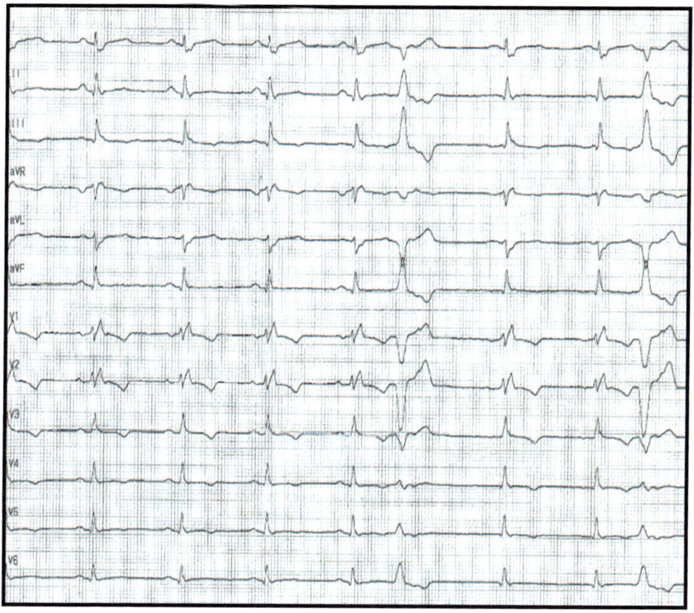

Interprétation :

- rythme sinusal et régulier à 60/min
- axe non dévié
- PR normal (< 200 ms)
- Aspect de BBD complet et onde epsilon
- Ondes T négatives de V1 à V5
- 2 ESV à type de retard gauche (aspect de BBG) donc provenant du VD

Diagnostic : dysplasie arythmogène du ventricule droit (DAVD)

Commentaires :

Il ne s'agit pas réellement d'un BBD car l'onde R' est très large, ce qui est rare dans les BBD isolés et absence d'onde S en V5-V6 = onde epsilon. Cette onde correspond à la dépolarisation retardée du VD qui est pathologique (d'où l'onde epsilon) large, différente d'un BBDt).

La DAVD est une cardiopathie génétique touchant le myocarde du VD avec infiltration adipeuse de ce myocarde et responsable de mort subite chez le sujet jeune sportif via des troubles du rythme ventriculaires. Il existe des critères ECG permettant d'orienter le diagnostic qui est difficile en pratique clinique :

- onde T négative de V1 à V3 en l'absence de bloc de branche droit complet (critère majeur). Ondes T négatives en V4, V5 ou V6 avec ou sans bloc de branche droit (critère mineur).
- onde epsilon en V1-V3. C'est un signal de basse amplitude situé à la fin du QRS. Il s'agit de la dépolarisation hétérogène et retardée du VD. C'est le seul signe pathognomonique,
- extrasystoles ventriculaires fréquentes sont souvent associées et parfois révélatrices (critère mineur) provenant du VD.

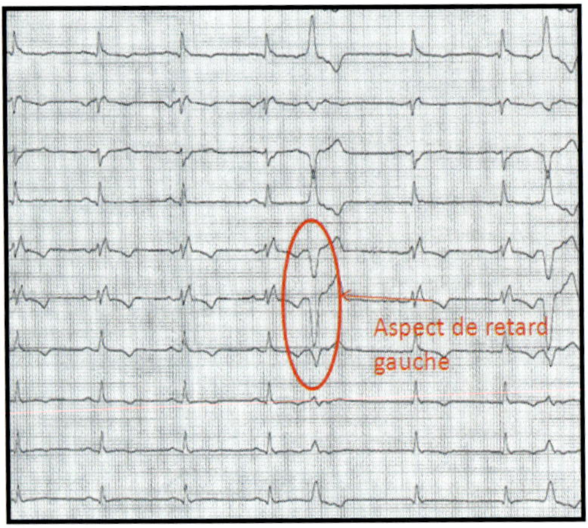

CAS CLINIQUE 29

Contexte : homme de 90 ans, myélome à chaînes légères, décompensation cardiaque

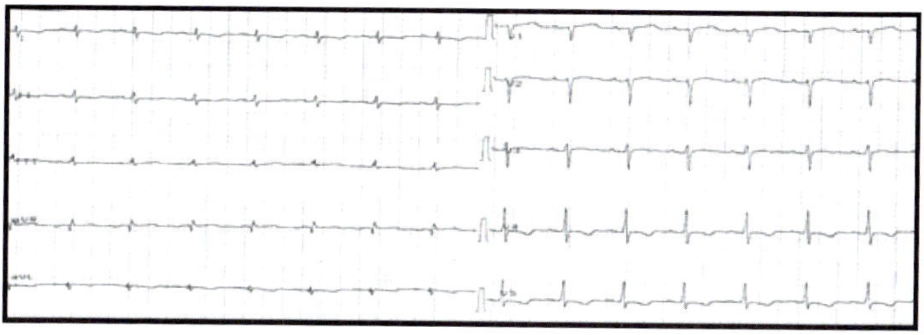

Interprétation :

- rythme sinusal et régulier à 60/min
- axe non dévié
- PR limite à 190 ms
- Hypertrophie auriculaire gauche
- QRS fins
- Aspect de pseudo onde q de nécrose en antéro-septal
- Microvoltage diffus

Diagnostic : amylose cardiaque

Commentaires : L'amylose est une complication du myélome multiple des os. Il peut y avoir une atteinte cardiaque. Les signes ECG de l'amylose cardiaque sont :

- microvoltage diffus secondaire aux dépôts amyloïdes du myocarde
- trouble de la conduction auriculo-ventriculaire (BAV1, BAV 2, BAV 3) et intra-ventriculaire (bloc de branche)
- pseudo onde q de nécrose en antérieur = infiltration septale

L'hypertrophie auriculaire gauche est définie par une onde P dont la durée est supérieure à 120 ms (=3 petits carreaux). L'onde P est très souvent bifide en DII avec un aspect de double bosse. Les causes d'hypertrophie auriculaire gauche sont toutes les causes d'élévation de pression dans l'oreillette gauche (HTA, RAC...). Une cause isolée d'hypertrophie auriculaire gauche est le rétrécissement mitral (RM).

⊙ CAS CLINIQUE 30

Contexte : homme 48 ans, palpitations

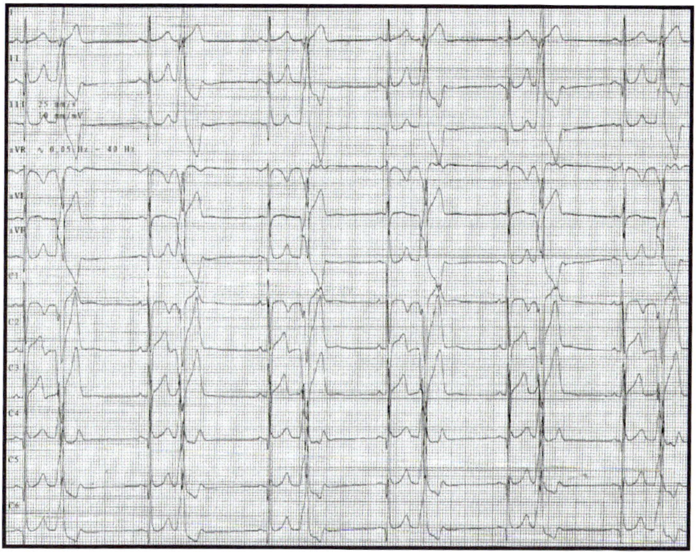

Interprétation :

- Rythme de base sinusal et régulier à 50/min
- Axe de base non dévié
- Pas de trouble de la conduction (PR < 200 ms)
- QRS du rythme de base fins
- QRS élargis après chaque QRS normal ➔ bigéminisme ventriculaire avec ESV à type de retard gauche (aspect QS en V1 et V2), axe vertical avec QRS positifs en inférieur et négatifs en latéral. Les ESV sont monomorphes, à couplage long et fixes.

Diagnostic : bigéminisme ventriculaire évoquant une origine infundibulaire droite (infundibulum du VD). Dans ce contexte, il faut évoquer une DAVD.

Commentaires :

- Une ESV correspond à une activité ventriculaire prématurée, naissant au niveau d'un ventricule. L'influx nait au niveau du ventricule donc le QRS est élargi et différent des QRS de base puis l'influx peut remonter par les voies de conduction normale en rétrograde pour dépolariser l'oreillette (onde p rétrograde).
- L'origine de l'ESV doit être précisée à l'aide de son amplitude, sa largeur, son axe dans le plan frontal et son aspect en dérivation V1.
- Une ESV provient du ventricule gauche si le QRS est positif en V1 (aspect de BBD ou retard droit) sinon elle provient du ventricule droit si les QRS sont négatifs en V1 (aspect de BBG ou retard gauche).
- Les ESV originaires du ventricule droit (retard gauche) sont plus souvent bénignes alors que celles originaires du ventricule gauche (retard droit) doivent faire rechercher une pathologie ischémique.
- On parle d'ESV monomorphes quand elles ont toutes le même aspect et d'ESV polymorphes quand il y a plusieurs types d'ESV donc plusieurs foyers.
- On parle de bigéminisme quand il y a une ESV après chaque QRS normal, de trigéminisme quand il y a une ESV après 2 QRS normaux...
- On caractérise le couplage. Il peut être long et de bon pronostic si l'ESV survient longtemps après la fin de l'onde T précédente ou court et de mauvais pronostic si l'ESV survient juste après ou sur l'onde T (risque de phénomène R/T avec risque de TV/FV).

CAS CLINIQUE 31

Contexte : homme de 82 ans, dyspnée et douleur thoracique il y a 15 jours

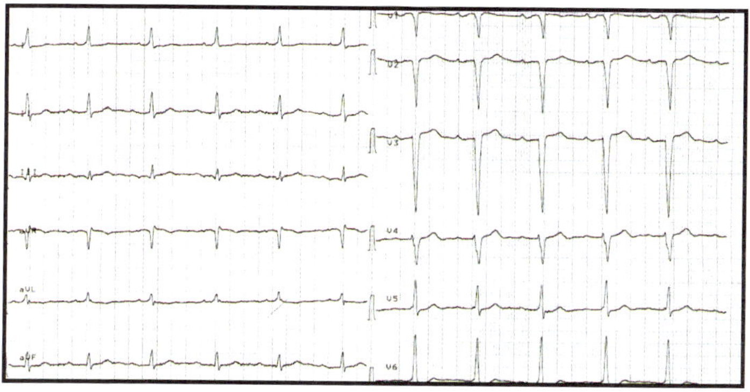

Interprétation :

- Rythme sinusal et régulier à 70/min
- Axe non dévié
- Espace PR allongé et constant à 220 ms → BAV 1
- QRS élargis avec aspect de retard gauche sur séquelle d'IDM antéro-septale (onde Q de nécrose)
- Probable bloc incomplet gauche

Diagnostic : BAV 1 + séquelle de nécrose antéro-septale

Commentaires : le patient a présenté un IDM antéro-septal passé inaperçu il y a 15 jours avec dysfonction VG sévère responsable d'un tableau d'OAP. Les ondes Q de nécrose sont toujours localisées à un territoire vasculaire. En antéro-septale, elles peuvent donner un aspect de BBG.

CAS CLINIQUE 32

Contexte : homme de 57 ans, traitement par béta-bloquant, dyspnée d'effort

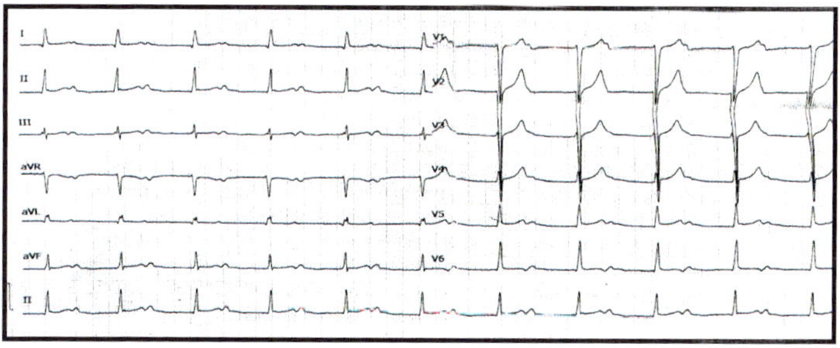

Interprétation :

- Rythme sinusal et régulier à 75/min
- Axe non dévié
- Allongement constant et fixe de l'espace PR avec PR à 400 ms avec onde P juste après l'onde T ➔ BAV 1
- QRS fins
- Pas de trouble de la repolarisation

Diagnostic : BAV 1 avec PR à 400 ms

Commentaires : le patient est sous béta-bloquant, responsable de trouble de la conduction. Sa dyspnée est secondaire à une désynchronisation atrio-ventriculaire. Le ventricule se contracte avant les oreillettes. Il n'y a aucune onde P bloquée donc il s'agit d'un BAV 1. Il faut donc arrêter les béta-bloquants sauf si le patient a une indication formelle aux béta-bloquants (séquelle d'IDM...), sinon on peut discuter l'implantation d'un PM. Mais le BAV 1 est quasiment toujours anodin et ne nécessite aucun traitement.

CAS CLINIQUE 33

Contexte : homme 48 ans, tabagique, douleur thoracique depuis 6 h

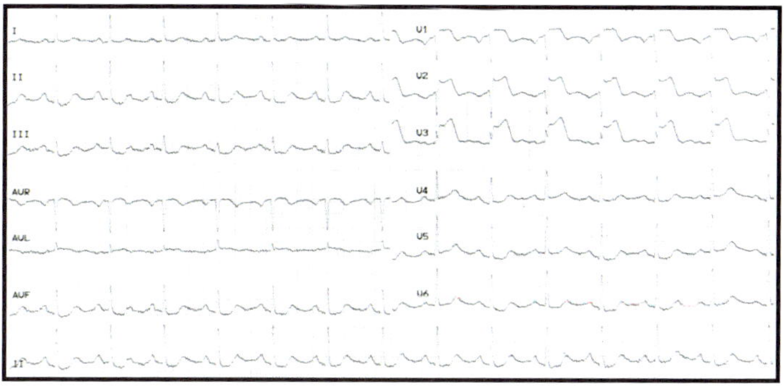

Interprétation :

- Rythme sinusal et régulier à 90/min
- Axe non dévié
- Pas de trouble de la conduction (PR < 200 ms)
- QRS fins
- Sus-décalage du ST avec aspect d'onde de Pardee en antéro-septal (V1 à V3) et sous-décalage du ST (miroir) en inférieur (DII-DIII et aVF)

Diagnostic : IDM ou SCA ST+ antéro-septal en cours de constitution

CAS CLINIQUE 34

Contexte : homme 54 ans, douleur thoracique depuis 6h

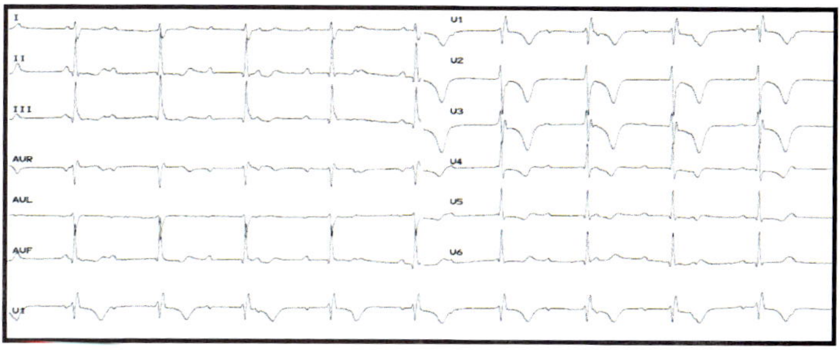

Interprétation :

- Rythme sinusal et régulier à 65/min
- Axe dévié à droite (QRS positif en aVF et négatif en DI)
- Dissociation auriculo-ventriculaire avec espace P-P constant et espace R-R constant et échappement ventriculaire à type de retard droit à 65/min ➔ BAV complet
- Sous-décalage du ST en antéro-septo-apical (V1 à V4), sans sus-décalage

Diagnostic : SCA ST – antéro-septo-apical + BAV complet

Commentaires :

Attention, les syndromes coronaires inférieurs ne sont pas les seuls à donner des troubles de la conduction. Même les SCA antérieurs peuvent donner des BAV. Ici on met bien en évidence la dissociation auriculo-ventriculaire avec les oreillettes battants pour leur propre compte et les ventricules pour leur propre compte. On parle quand même de rythme sinusal car l'activité atriale nait du nœud sinusal (onde p positive en inférieur et négative ou biphasique en V1).

Un BAV lié à une occlusion proximale de la CD est souvent de siège nodal, et ne nécessite pas de pacemaker (hyperactivation vagale), souvent régressif et sensible à l'atropine.

Un BAV lié à une atteinte de l'IVA correspond souvent à une nécrose septale touchant les voies de conduction nodo-hissiennes. Il nécessite souvent un appareillage par PM.

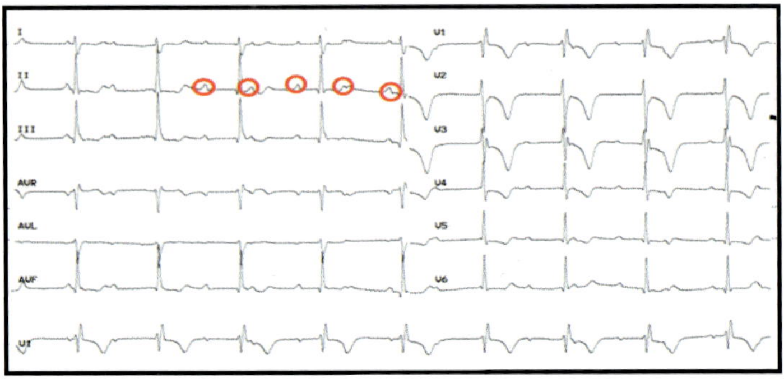

- Un bloc nodal se caractérise par un BAV à QRS fins
- Un bloc infra hissien se caractérise par un BAV avec échappement ventriculaire à QRS larges

CAS CLINIQUE 35

Contexte : Homme 75 ans, syncope à l'emporte-pièce

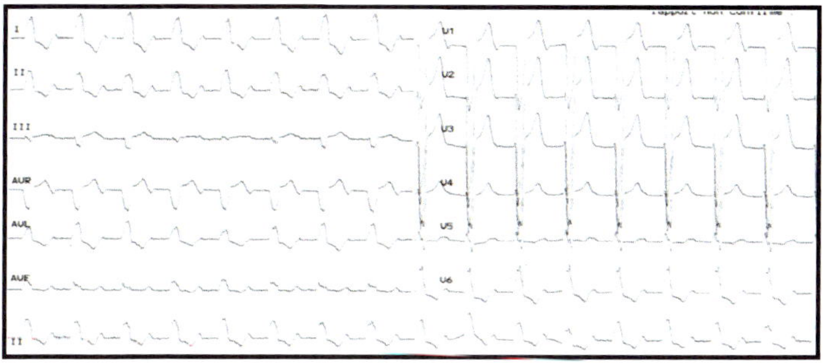

Interprétation :

- Rythme sinusal et régulier à 100/min
- Axe non dévié
- Allongement constant de l'espace PR > 200 ms ➔ BAV 1
- Bloc de branche gauche complet avec aspect QS en V1 et V2 et aspect RSR' en V5 et V6

Diagnostic : tachycardie sinusale + BAV 1 + BBGc

Commentaire :

Le contexte de syncope à l'emporte-pièce associé à un bloc de haut degré doit faire discuter l'implantation d'un stimulateur cardiaque définitif.

CAS CLINIQUE 36

Contexte : patient de 75 ans, asymptomatique, antécédent de pace-maker

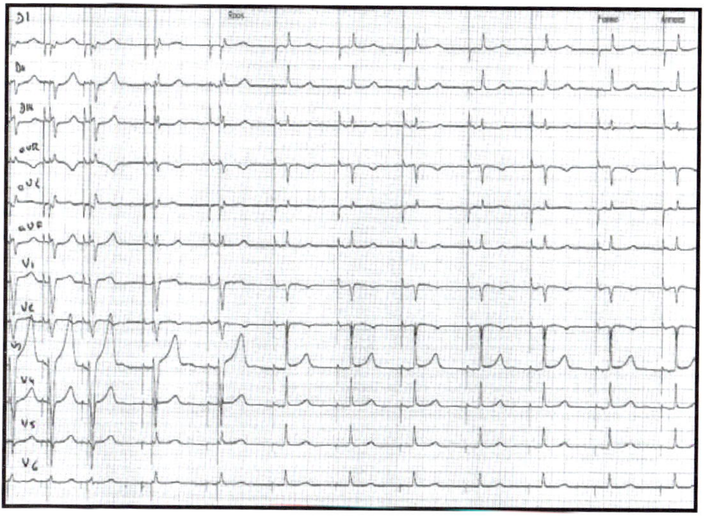

Interprétation :

- Rythme atriale stimulé et régulier à 60/min
- Sur les 4 premiers complexes, présence de spikes auriculaires et ventriculaires en unipolaire, suivi d'un QRS large avec aspect de retard gauche (aspect de BBG)
- Sur les autres complexes, présence de spikes auriculaires suivis de QRS fins, sans trouble de la repolarisation

Diagnostic : pace-maker double chambre stimulant en unipolaire en auriculo-ventriculaire sur les 4 premiers complexes puis en auriculaire

Commentaires :

Il s'agit en fait d'une consultation de contrôle de PM. Sur les 4 premiers complexes, il s'agit d'un test à l'aimant. Le PM stimule dans l'oreillette droite (présence d'un spike auriculaire suivi d'une onde p) et en ventriculaire (présence d'un spike ventriculaire suivi d'un QRS large avec aspect de retard gauche car la sonde ventriculaire est dans le ventricule droit. Sur les autres complexes, arrêt du test à l'aimant, le PM stimule uniquement dans l'oreillette (présence d'un spike auriculaire suivi d'une onde p puis présence de QRS spontanés fins). Notez la différence entre les QRS du 4ème complexe et du 5ème complexe en V1. L'aspect de BBG disparaît car le PM ne stimule plus dans le VD.

On parle de stimulation unipolaire quand la conduction électrique se fait entre le boitier et l'électrode distale de la sonde d'où la présence de grand spike. On parle de stimulation bipolaire quand la conduction électrique se fait entre 2 pôles situés au bout de la sonde, d'où la présence de petits spikes, parfois très difficile à voir.

L'aimant posé sur un pace-maker le fait fonctionner à une fréquence fixe rapide (fréquence de réponse à l'aimant) dans les 2 cavités et sans aucune écoute possible.

CAS CLINIQUE 37

Contexte : homme 65 ans, asymptomatique

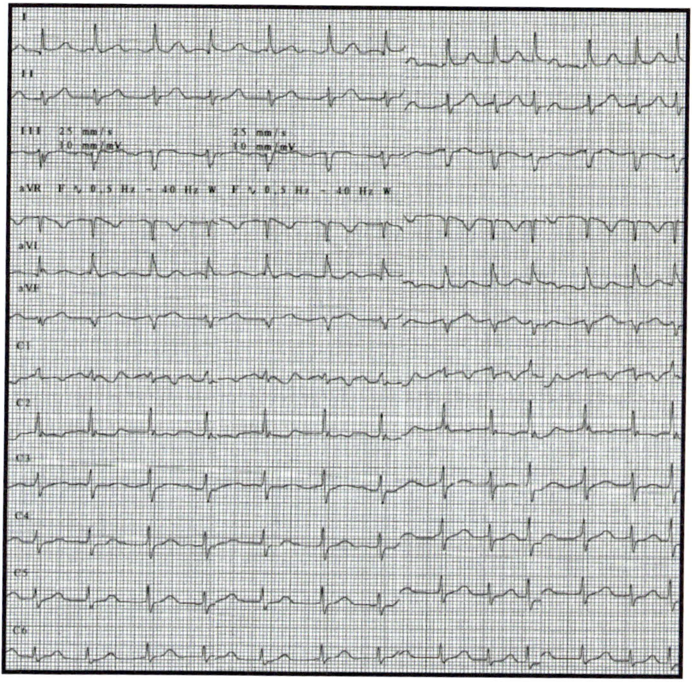

Interprétation :

- Rythme irrégulier à 80 -100/min
- Absence d'onde p devant chaque QRS avec trémulation de la ligne de base avec aspect de FA bien visible sur la fin du tracé
- Axe gauche sur hémi-bloc antérieur gauche (QRS positifs en DI et négatif en aVF)
- QRS légèrement élargis avec aspect de BBD incomplet
- Pas de trouble de la repolarisation

Diagnostic : Fibrillation auriculaire + hémi-bloc antérieur gauche

Commentaires :

L'aspect de FA est typique avec un rythme irrégulier à QRS fins, il ne peut pas y avoir d'autre diagnostic.

Il existe 5 causes d'axe gauche :

- Hémi-bloc antérieur gauche (après avoir éliminé les autres causes)
- HVG
- BBG
- Séquelle de nécrose inférieure
- Voie accessoire postérieur

CAS CLINIQUE 38

Contexte : femme 75 ans, pas d'antécédent, dyspnée stade 3 depuis 15 jours

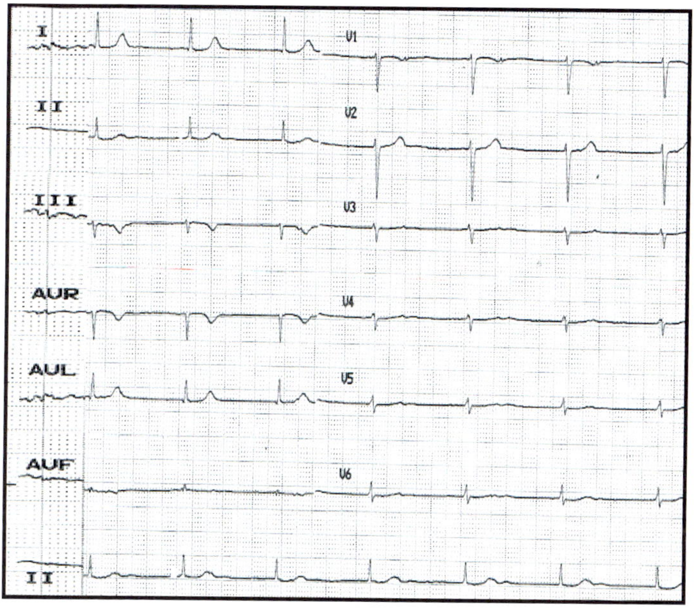

Interprétation :

- Rythme non sinusal (absence d'onde p), régulier à 50/min
- Axe non dévié
- QRS fins
- Rabotage des ondes R de V1 à V4

Diagnostic :

Bloc sino-auriculaire de type 3 ou dysfonction sinusale avec rythme d'échappement jonctionnel à 50/min

Commentaires :

- Le bloc sino-auriculaire (BSA) est un trouble de la conduction supra-ventriculaire au niveau du nœud sinusal.
- BSA de type 1 ➔ non visible à l'ECG, il n'est visible qu'au cours d'une exploration électrophysiologique
- BSA de type 2 ➔ correspond à une dysfonction sinusal paroxystique et se traduit sur l'ECG par une disparition de l'onde P de manière intermittente (1/2 ou 1/3 ou 1/4....).
- BSA de type 3 (ou BSA complet) ➔ correspond à une dysfonction sinusale complète et se traduit sur l'ECG par une disparition complète des ondes p. Le rythme ventriculaire est un rythme d'échappement qui est généralement haut situé avec des QRS généralement fins. On parle de rythme d'échappement jonctionel.

Les BSA donnent rarement des syncopes car le nœud auriculo-ventriculaire n'est pas pathologique. La dysfonction sinusale est souvent associée à des accès de FA ➔ on parle de maladie rythmique de l'oreillette (MRO) avec alternance FA et dysfonction sinusale.

CAS CLINIQUE 39

Contexte : homme 26 ans, syncope il y a 10 jours

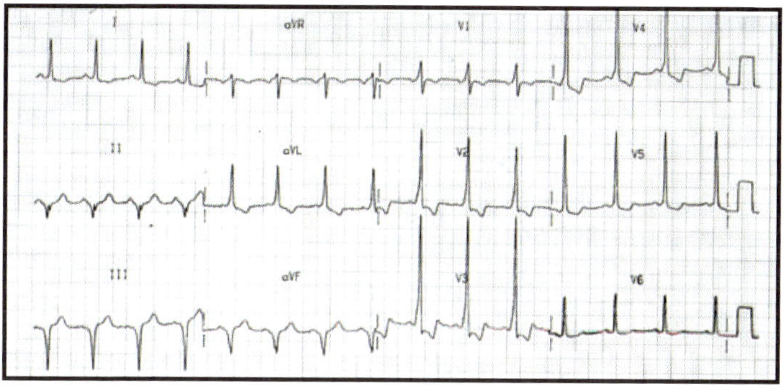

Interprétation :

- Rythme sinusal et régulier à 90/min
- Espace PR court < 120 ms
- Présence d'une onde delta avec élargissement des QRS à leurs bases
  - → Onde delta positive en V1-V2, négative en DII-DII-aVF (inférieur) et positive en DI-aVL (latéral)
- Sous décalage du ST V2 à V6

Diagnostic : syndrome de Wolf-Parkinson-White ou pré-excitation ventriculaire = kent postéro-latéral gauche

Commentaires :

Ce syndrome est caractérisé par la présence d'un faisceau électrique accessoire appelé Faisceau de Kent, reliant directement les oreillettes et les ventricules sans passer par le nœud auriculo-ventriculaire.

Sur l'ECG, ce syndrome se caractérise par la présence d'un espace PR court (< 0,12 s) et la présence d'une onde au début du QRS appelée onde delta.

L'espace PR est court dans ce syndrome car une partie de l'influx électrique passe directement des oreillettes aux ventricules, ce qui accélère le début de la dépolarisation des ventricules.

On peut déterminer le côté où est situé le faisceau de Kent :

- Faisceau de Kent à droite → retard gauche, onde delta < 0 en V1-V2
- Faisceau de Kent à gauche → retard droit, onde delta > 0 en V1-V2

Cependant, seule l'exploration électrophysiologique donnera véritablement la localisation du faisceau accessoire.

CAS CLINIQUE 40

Contexte : homme de 65 ans, asymptomatique (tracé long V1-V2-V3)

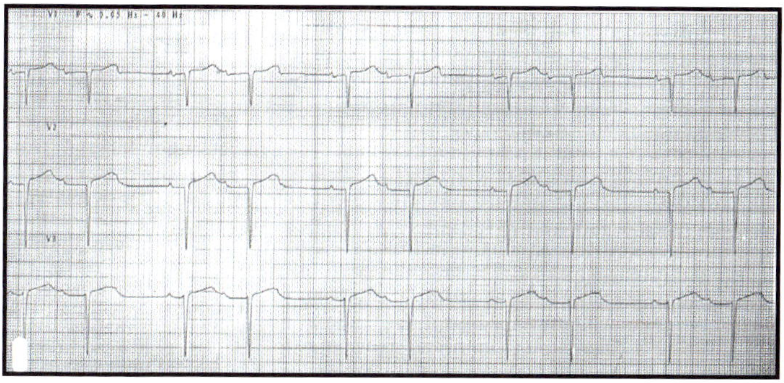

Interprétation :

- Rythme sinusal, irrégulier à 60/min
- Allongement progressif de l'espace PR suivi d'un blocage d'une onde p puis reprise d'une activité avec nouvel allongement progressif de l'espace PR et nouveau blocage de l'onde p

Diagnostic : BAV 2 mobitz 1 3/2 ou périodes de Luciani-Wencke-Bach

Commentaires :

Correspond à un allongement progressif de la conduction auriculo-ventriculaire. Il se traduit à l'ECG par un allongement progressif de l'intervalle PR jusqu'à ce que l'onde P arrive en période réfractaire du nœud auriculo-ventriculaire, où l'onde P n'est pas suivie d'un QRS (onde p bloquée). L'intervalle dans ce type de bloc entre les complexes QRS (intervalle RR) n'est pas constant.

On parle de rythme sinusal même si le rythme n'est pas régulier car l'influx nait au niveau sinusal (les ondes p sont positives en DII-DII et aVF)

Il s'agit d'un trouble de la conduction généralement bénin et nécessitant uniquement une surveillance.